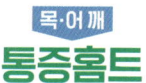

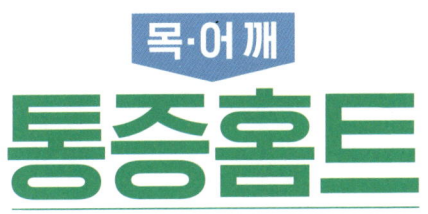

남세희 지음

프롤로그

어느 잠 못 이루는 밤에

— 해프닝 —

기침으로 고생하던 대학생이 있었다. 처음엔 증세를 대수롭지 않게 여겨 교내 보건소를 찾아 간단히 약 처방을 받았다. 그러나 기침은 호전되지 않았고, 몇 차례 인근 병원의 응급실을 드나들어야 했다. 끊이지 않고 계속되는 기침을 두고 의사들은 가벼운 폐렴이다, 기관지염의 일종이다 하며 서로 다른 진단을 내릴 뿐이었다. 그렇게 두 달여의 시간이 흐르는 동안 뾰족한 해결책을 찾지 못해 환자의 용태는 점점 나빠져만 갔다. 결국, 종합병원 중환자실에 입원하는 지경에 이르렀으나 여기서도 명확한 원인을 찾지 못해 그저 '호흡 부전'이라는 미봉책에 가까운 진단이 내려졌다.

 이대로 희망 없이 끝날 것 같던 이야기는 극적인 전환점을 맞이한다. 사실 문제의 환자는 의대생이었던 것이다. 그는 중환자실에 누워 기억을 더

듣다가 불현듯 병원 실습 때 만났던 환자를 떠올리며 스스로 진단을 내린다. 두 달 넘게 자기를 괴롭혀온 이 '괴질'의 정체는 의외로 허무한 녀석이지 않을까? 의대생 환자의 자가 진단에 의료진은 어이없어 했지만 결국 환자가 옳았다. 보건소와 지역 병원 응급실, 종합병원 중환자실을 전전하게 한, 의사들도 밝혀내지 못한 괴질의 정체는 단순한 백일해(Pertussis, 백일해균에 의한 감염으로 발생하는 호흡기 질환. 현재는 예방접종으로 발병이 현저히 감소함)에 불과했다!

다소 황당한 이 해프닝은 전쟁으로 사회가 피폐해진 제2차 세계대전 시기의 이야기가 아니다. 공중보건 체계가 낙후된 개발도상국의 사례도 아니다. 믿기 어렵겠지만 2000년대 미국 캔자스시티 소재의 한 대학에서 있었던 실화로, '감별진단(鑑別診斷, Differential Diagnosis)'을 주제로 한 의학 교과서[1]에 실려 있다.

교훈

다행히 해프닝으로 마무리됐지만 곱씹어볼수록 웃어넘기기 어려운 일이다. 세계 제일의 선진국에서 일어난 이 웃지 못할 사건이 우리에게 시사하는 바는 과연 무엇일까? 현행 진료시스템의 구조적 한계? 효율적인 의료체계를 위한 제도 개혁? 이런 것은 의료계 종사자도, 의료 행정을 담당하는 관료도 아닌 평범한 사람들에겐 피부에 와 닿지 않는 거창한 '담론'

일 뿐이다. 의료 전문가나 행정가가 아니라 환자의 처지에 놓일 가능성이 높은 절대 다수의 사람들은 그저 불안과 공포를 느낄 수밖에 없다. 만약 의대생도 의사도 아닌 나에게 이와 같은 일이 벌어졌다면 단순한 해프닝으로 끝날 수 있었을까? 물론 오늘날의 대한민국에서 백일해처럼 예방접종으로 관리 가능한 '2군 전염병' 때문에 중환자실 신세를 지게 될 확률은 소수점 미만일 것이다. 그런데 그런 일이 의료 선진국에서 일어났다는 사실은 또 어떻게 받아들여야 할까. 의료보험 이야기만 나오면 자리에서 벌떡 일어서는 반미주의자들의 말대로 이것이 바로 제국의 부끄러운 민낯인가? 우연의 일치가 낳은 유달리 재수 없는 개인의 사례일 뿐인가? 둘 다 아니다. 이 해프닝이 우리에게 시사하는 진정한 교훈은 바로 '나를 도울 수 있는 사람은 진정 나 자신뿐이다'라는 것이다.

— 우울 —

보건소에서부터 중환자실에 이르기까지 환자가 거쳐 간 병원의 의사들이 백일해를 '몰라서' 놓친 건 아닐 것이다. 그들은 단지 조금 무신경했을 뿐이다. 예방접종 덕에 환자 발생이 줄어든 전염병이라서, 환자가 백일해에 취약한 영유아가 아니라서, 지금 당장 생명이 위태로울 정도는 아니라서 환자와 진단의 우선순위가 조금씩 뒤로 밀려난 결과물이었다. 종합병원이란 세상의 갖은 아픔과 절규가 소용돌이치는 곳인지라 명재경각의 외상 환자부터 시한부 말기암 환자까지 중환자들이 즐비하다. 개방성 골절로 피를 철철 흘리거나 흉부 엑스레이에 큼지막한 종양이 나타난 정도가 아니면 수련의들은 이내 관심을 거두고 더 심각한 '중환자'를 찾아 나서는 경향이 있다. 환자의 목숨에는 우선순위가 없지만 환자의 증상에는 분명 우선순위가 존재한다. '손톱 밑의 가시'처럼 타인의 눈에는 보이지 않지만 당사자에겐 고역인 통증을 호소하는 환자들은 큰 관심을 받기 어렵다. 이들은 막상 의료기관을 찾아도 "엑스레이상으로 봤을 때 다행히 뼈에는 이상이 없습니다"라거나 "인대가 조금 늘어난 것 같군요. 괜찮습니다" 혹은 "담이 든 것 같으니 며칠 푹 쉬면 저절로 나을 겁니다"라는 막연한 진단과 함께 소화제, 근육 이완제, 진통 소염제로 구성된 무성의한 처방전만 받아들고 돌아서게 된다.

— 불신 —

환자의 삶의 질을 갉아먹지만 병원에서 쉽게 잡아내긴 어렵고 의사들에겐 무시받다 보니 진료차트에서 누락되기 쉬운 만성적인 근골격계 통증 질환. 이것은 가히 '작자 미상의 통증(Pain of Unknown)'이라 불릴 만하다. 치료를 하려면 환자 한 명 한 명에게 공을 들이는 '감별진단'이 필수적인데 현행 의료체계 하에서는 실현되기 어려워 보인다. 이는 일선 현장의 전공의와 수련의의 자질이 부족해서가 아니다. 백일해를 놓친 캔자스

시티의 의사들처럼 다들 조금씩 무신경해질 수밖에 없는 시스템상의 한계다. 총성 없는 전장처럼 돌아가는 종합병원 응급실에선 의사가 환자 한 명을 붙잡고 느긋하게 시진, 문진, 촉진 같은 이학적 검사를 수행하고 있을 여유가 없다. 개원의라 해서 사정이 나은 건 아니다. 낮은 수가로 허덕이는 와중에 환자 한 명을 붙잡고 끝장을 보는 책임 진료를 실천하기란 현실적으로 불가능에 가깝다. 이로 인해 각급 보건소나 병·의원에선 '3분 진료'로 상징되는 루틴한 진단과 처방만 반복된다. 결국 작자 미상의 통증으로 고통받는 사람들은 병원 몇 군데를 돌다가 '엑스레이로 봤을 때 큰 문제는 없다'는 반복된 대답에 지쳐 비싼 비보험 시술이나 검증되지 않은 대체의학 등에 매달리게 된다. 그렇게 시간과 돈 그리고 인내력을 모두 소진해버리곤 "내게는 다만 쓰라린 추억이 남아 있을 뿐이다. 무참히 죽어버린 추억이 남아 있을 뿐이다"[2]라며 흐느끼는 수순이다. 작자 미상의 통증으로 고통받는 환자들에게 의료 현장의 체감 온도는 6·25 직후 발표된 사회 고발 소설 속 지옥도와 별반 차이 없어 보인다. 바야흐로 여전히 '불신시대'인 셈이다.

— 전환 —

다시 한번 캔자스시티의 백일해 해프닝을 상기해보자. 우리는 어려운 문제를 쉽게 해결하는 이들에게 찬사를 보낸다. 그런데 아이러니하게도 그 문제들의 상당수는 정말로 어려운 문제가 아니라 '어려워 보이는 문제'였던 경우가 많다. 정체불명의 호흡기 질환자라며 중환자실로 실려 온 백일해 환자의 사례처럼, 우리는 의외로 쉬운 문제를 지나치게 비틀어서 바라보고 있는 건 아닐까?

'작자 미상의 통증'이라고 이름 붙인 만성 통증 질환들은 사실상 병원에서 버림받은 상태다. 정확한 원인을 파악하기보다 스트레스로 인한 신경성 질환이니 마음먹기에 달려 있다는 식의 진단이 남발되기도 한다. 검증 불가능한 '대체의학'을 동원해 설명하려는 이들도 많다. 그러나 이 만성 통증 질환의 원흉으로 무작정 유전자변형농작물(GMO)이나 무의식에 각인된 유년기 트라우마 따위를 들먹이기에 앞서, 보다 직접적이며 명확한 원인을 찾아내기 위해 노력하는 게 우선이다. '문명사회의 역병'처럼 퍼지고 있는 만성통증증후군은 좌식생활, 컴퓨터·스마트폰의 잦은 사용, 운동 부족 등과 같은 현대인의 나쁜 생활습관에서 비롯된 생활습관병(Lifestyle Related Disease)에 가깝다는 인식의 전환이 필요한 시점이다.

병원에서 제대로 진단받기도 어렵고 의사들에게 크게 어필하기도 어려운 만성통증증후군. 이 질환을 각 가정에서 쉽게 진단하고 관리할 수 있는 솔루션이 제공된다면 어떨까? 이것이야말로 어려워 보이는 문제를 쉽게 해결해주는 열쇠가 될 수 있다. 찬장에 구비해놓는 상비용 구급상자(First Aid Kit)와 같은 존재가 될 것이다. 이로써 의료진의 처방이나 약물 없이, 자기 손으로 몇 가지 소도구를 활용해 만성적인 근골격계 통증을 관리한다면, 미시적으로는 의료비 부담이 줄어 가계경제에 보탬이 될 테고, 거시적으로는 국민 전체의 건강 증진과 의료재정 내실화에 기여할 수 있으리라 감히 기대한다.

— 잠언 —

1957년 발표된 박경리의 단편 소설 〈불신시대〉는 참으로 비통한 이야기다. 소설 속엔 한국전쟁의 상흔이 채 아물지 않은 참혹한 시대상이 그대로 투영되어 있다. 전쟁통에 남편은 폭사하고 아들은 의료사고로 잃은 주인공 '진영'은 폐병으로 자신의 건강마저 위태로운 처지다. 약값이 무서워 어렵사리 찾아간 병원에선 약품의 정량을 속이고, 미숙한 간호사는 소독도 안 한 손으로 서툴게 마이신을 주사하려 든다. 결국 주사제를 빼앗아 제 손으로 처치를 마친 진영은 전후 한국사회를 뒤덮은 지독한 부도덕, 비인간성, 몰염치 등에 치를 떨며 절규한다.

"내게는 다만 쓰라린 추억이 남아 있을 뿐이다. 무참히 죽어버린 추억이 남아 있을 뿐이다."

하지만 다행스럽게도 이 말은 진영의 유언이 아니다. 더러운 세상을 향해 환멸의 욕지기를 내뱉고 난 진영은 일어서서 삶의 의지를 다잡는다.

"내게는 아직 생명이 남아 있었지. 항거할 수 있는 생명이."

아내가 아프다. 이 말은 마치 누이가 병들거나 어미를 잃었다는 것처럼 슬픈 문장이다. 병원 문을 밟아본 적 없는 나에게 아내의 통증은 이해할 수 없는 작자 미상의 병이었다. 만나는 의사에 따라 아내는 꾀병쟁이로 전락했다가 다시 불치병 환자로 격상되기도 했다. 무심한 의사들과 무능한 사이비들 틈을 전전하다가 계절이 바뀌고 해가 지났다. 그사이 아내는 '노루가 사냥꾼의 손에서 벗어나듯, 새가 그물 치는 사람의 손에서 벗어나듯 스스로를 구했다'.[3] 그 과정을 함께하면서 얻은 지식의 부스러기를 여기에 글로 남긴다. 이 글을 읽는 이들도 부디 삶의 의지를 다잡고 스스로를 구원하기 바란다.

2017년 초여름, 어느 잠 못 이루는 밤
남세희

차 례

프롤로그 어느 잠 못 이루는 밤에   4

1장 통증, 작자 미상

통증의 시대   18
   죽음의 의사들   19
   콜레라 시대의 사랑   20
   낭만적 죽음   21
   호환, 전쟁, 마마   22
   움직임을 잃어버린 시대   23
   근육의 반란   24
   담이 들었다 vs 트리거 포인트   26
   트리거 포인트 vs 텐더 포인트   27

  ∞ 칼럼 소리치는 자는 범인이 아니다   31

손톱 밑의 가시   36

촉진의 과학   39

약손의 힘, 마사지   45
   허혈성 압박   45
   주사, 침술, 그리고 마사지   49

마사지에 필요한 주요 준비물   53
   꼭 필요한 도구 - 공   53
   꼭 필요한 도구 - 갈고리형 지압봉   57
   꼭 필요한 도구 - 요가매트   57

필수는 아니지만 있으면 좋은 도구 – 폼블록과 트랙	58
필수는 아니지만 있으면 좋은 도구 – 폼롤러	58

주요 마사지 테크닉　　　　　　　　　　　　　　　　59

2장　촉진을 위한 교양 해부학

해부학 개론　　　　　　　　　　　　　　　　　　　68
어깨의 다른 이름 견갑대　　　　　　　　　　　　　71
견갑대를 구성하는 주요 골격　　　　　　　　　　　75
결합조직에 대한 이해　　　　　　　　　　　　　　79

　　∞ **칼럼** '인대가 늘어났다'는 거짓말　　　　　83

근육학 개론　　　　　　　　　　　　　　　　　　　86
　겉근육과 속근육　　　　　　　　　　　　　　　　88
　안정근과 동작근　　　　　　　　　　　　　　　　89
　지근과 속근　　　　　　　　　　　　　　　　　　91

견갑대의 주요 근육과 마사지 방법　　　　　　　　94
　어깨 가문의 당주 **견거근**　　　　　　　　　　　95
　범인으로 오해받기 쉬운 피해자 **능형근**　　　　98
　어깨 가문의 청년 가장 **견갑하근**　　　　　　102
　통증의 창 **소원근**　　　　　　　　　　　　　105
　작은 네가 고생이 많다 **극상근**　　　　　　　110
　어깨에서 가장 덜 쓰이는 근육 **극하근**　　　　114

오십견의 최대 피해자 **삼각근**	117
억울한 대리인 **승모근**	120
'섹스 심벌'이 아니다 **흉쇄유돌근**	124
내 목에 존재하는 마의 삼각지대 **사각근**	128
현대인의 숙명 **소흉근**	132
승모근과 비슷한 듯 다른 너 **견갑거근**	138
두통의 제왕 **판상근**	141
시원한 쾌감을 선사하는 버튼 **후두하근**	146
이래뵈도 턱 근육이다 **측두근**	149
단순히 얼굴이 작아지는 마사지가 아니다 **교근**	152
턱 통증의 숨은 날개 **익돌근**	155
말하기 위해서도 근육은 일을 한다 **이복근**	158

3장   사례와 증상을 통해 알아보는 실전 셀프 마사지

사례 1 ǀ 누구나 담이 들고 뭉친다는 바로 그곳	166
통증을 등에 업은 소녀 혹은 소년들	168
실전 마사지	171
사례 2 ǀ 손이 저린데 목디스크는 아니라고?	179
디스크 증상의 정체	181
실전 마사지 & 스트레칭	184
사례 3 ǀ 승모 승천의 비밀	187
라운드 숄더 교정과 예방을 위한 운동법	190

사례 4 ｜ 오십견의 답은 겨드랑이 밑에 있다?!	195
어깨 통증의 정체	197
실전 마사지 & 스트레칭	199
사례 5 ｜ 만성 두통의 세계	207
긴장형두통은 근육통의 일종이다	209
실전 마사지 & 스트레칭	211
사례 6 ｜ K상사의 교통사고 후유증	216
왜 교통사고 후유증은 유독 두통으로 남는가?	218
실전 마사지 & 스트레칭	220
사례 7 ｜ 두통의 숨은 원인, 턱관절증후군	222
실전 마사지	224
사례 8 ｜ 주말 운동 후 어깨 통증	229
운동 부족에 시달리는 어깨	230
어깨 관절의 기본 동작	230
실전 마사지 & 스트레칭	233

에필로그　인생은 짧고, 예술은 길다　　238

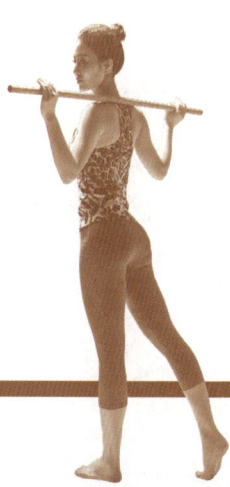

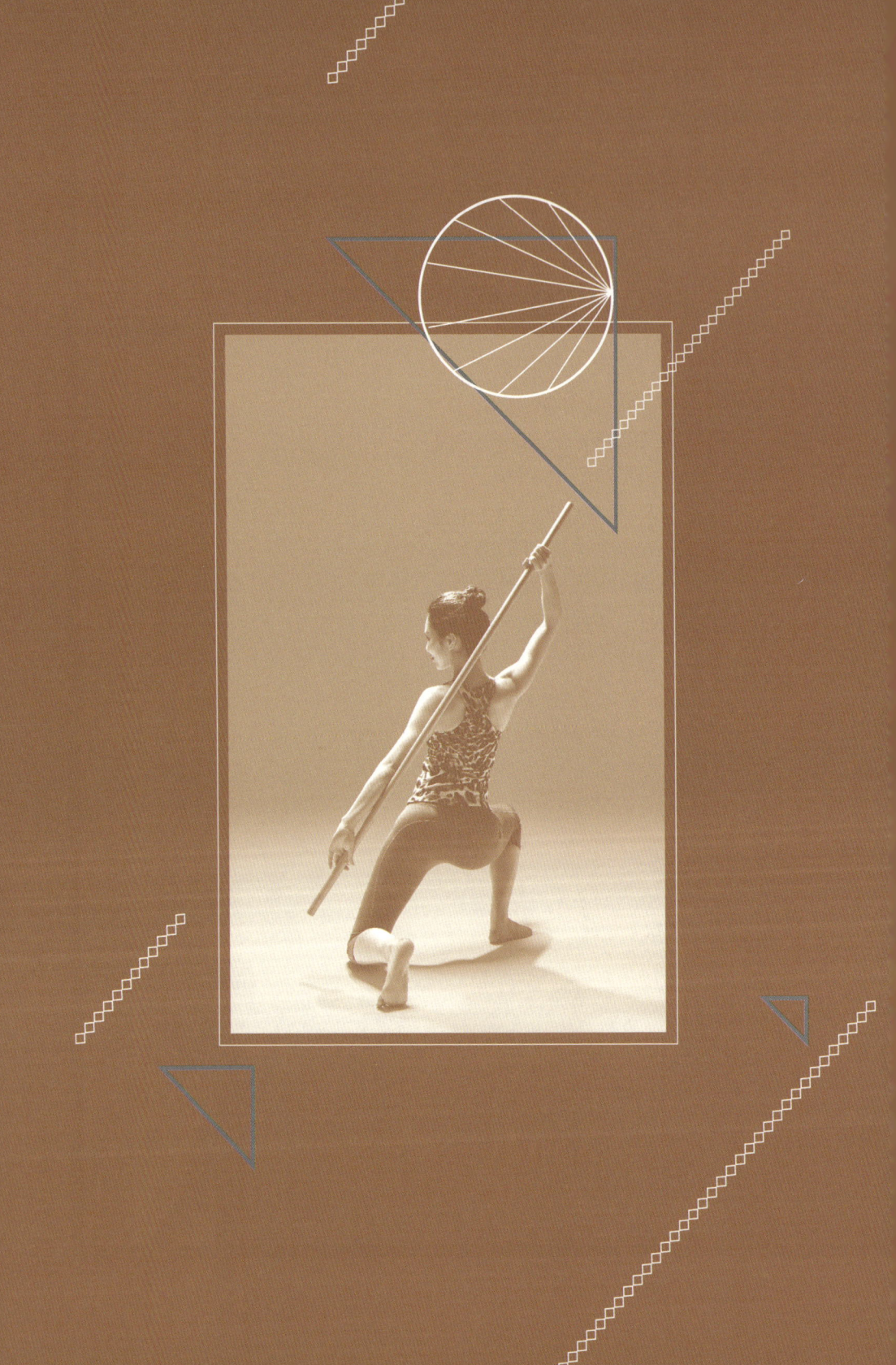

1장

통증, 작자 미상

현대인을 괴롭히는 만성 통증 질환의 상당수는 움직이지 않아서 생기는 의자병에서 기인한다. 의자에 앉아 있으면 몸통 근육은 하는 일이 없어 긴장이 풀리고 점차 약해지지만, 어깨와 목의 근육에는 과도한 긴장이 쌓이게 된다. 긴장이 누적된 근육은 통증의 주된 원인이 된다.

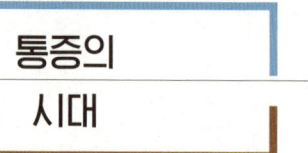

통증의 시대

시대마다 시대에 고유한 주요 질병이 있다.

— 한병철, 《피로사회》 中

질병은 시대상을 반영한다. 유달리 페스트가 만연했던 중세에서 우리는 과학적 사고 대신 종교적 광신으로 충만했던 시대상을 읽을 수 있다. 통칭 '독감'으로 불리는 인플루엔자(Influenza)의 어원만 봐도 그렇다. 플루(flu)의 어원은 '영향력'이라는 뜻이다. 당시 사람들이 독감의 유행을 불길한 별자리들의 영향을 받은 결과로 믿었기에 이런 이름이 붙었다.

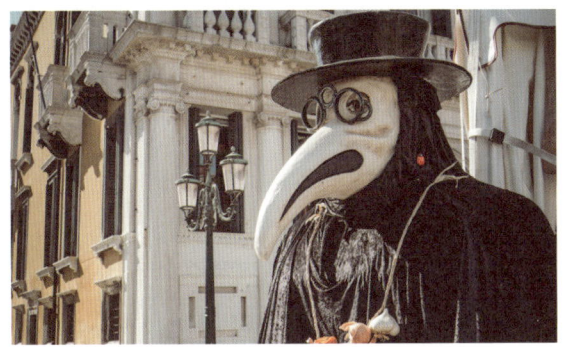

'역병 의사' 복장을 한 베네치아의 카니발 참가자.

죽음의 의사들

중세 기독교적 세계관 아래서 돌림병은 인간을 향한 신의 단죄로 통했고, 이런 비틀린 인식은 감염 여부를 신앙심, 도덕성, 신분이나 지위의 고하에 결부시키는 지배계급의 이념에 악용되기도 했다. 물론 중세에도 병원체를 통한 감염과 방역의 개념을 어렴풋이 알던 이들이 있었다. 그래서 당시 의사들은 페스트의 매개체로 의심되는 나쁜 기운(Miasma)을 차단할 목적으로 방호복을 고안해 입기도 했다. 그러나 향료로 속을 채운 새부리 모양의 가면은 감염의 핵심인 병원균은 고사하고, 매개체인 쥐나 벼룩조차 막지 못했다. 그로 인해 페스트가 발병한 지역에서는 환자만큼 많은 의사들이 희생되었다. 한술 더 떠, 당시의 주된 치료법이 나쁜 피를 몸에서 뽑아낸다는 명분으로 실시된 사혈법(방혈법)이었던 탓에 '새부리 가면을 쓴 의사'를 만나면 페스트가 아닌 과다출혈로 먼저 죽는 경우가 허다

했다. 그로테스크한 모양새까지 한몫 거들어 새부리 가면은 점차 죽음의 상징이 되어갔다. 다행히 오늘날에는 핼러윈 파티에서나 이런 새부리 가면을 쓴 의사를 만날 수 있다.

— 콜레라 시대의 사랑 —

새부리 가면을 쓴 의사들이 퇴장하고 맞이한 근대. 그러나 근대를 대표하는 질병은 여전히 전염병인 콜레라다. 영국에서는 존 스노(John Snow, 1813~1858) 박사가 공기가 아닌 물을 통해 콜레라가 전염된다는 사실을 밝혀냈다. 독일에서는 로베르트 코흐(Robert Koch, 1843~1910)가 콜레라 원인균인 비브리오균을 발견하는 쾌거를 이룩했지만, 안타깝게도 이것이 콜레라 정복과 직결되지는 못했다. 콜레라는 간신히 실체를 드러냈을 뿐, 싸움은 이제 막 시작된 참이었다. 선구자들의 혜안이 무색하게 사회적으로는 공중위생(Sanitation)의 개념이 부재한 데다 상하수도 인프라도 갖춰지지 못해 콜레라는 더욱 창궐했다. 지금은 너무도 당연한 '손을 자주 씻고 물을 끓여 마시라'는 지침도 제대로 실천하지 못해 매년 수백만 명이 숨져가던 시대. 가브리엘 가르시아 마르케스의 표현을 빌리면 19세기는 명백히 '콜레라 시대'였다. 19세기를 거쳐 20세기에 도달할 때까지 동서를 막론하고 콜레라와 이것의 쌍둥이 형제 '호열자'는 인류를 매섭게 할퀴었다.

낭만적 죽음

근대와 현대의 과도기인 19세기 말과 20세기 초, 짧은 기간이지만 결핵이 시대의 질병으로 급부상한다. 그 안에 빈곤과 낭만이라는 서로 어울리지 않는 두 단어가 기괴한 앙상블을 이루고 있다. 유독 가난한 예술가들이 결핵으로 짧은 생을 마감하곤 했다. 스스로를 '박제가 되어버린 천재'라 칭했던 이상은 1937년, 고작 스물일곱의 나이로 불귀의 객이 된다. 사인은 결핵으로 인한 합병증. 19세기를 그토록 혐오한 모던보이였으나 19세기적인 질병으로 숨졌다. 그로부터 18일 후, 그의 절친인 소설가 김유정도 스물아홉의 나이로 세상을 뜬다. 사인은 역시 결핵. 유럽에서는 카프카와 조지 오웰이 결핵으로 작고한 문인의 대열에 이름을 올렸다. 이처럼 유독 문인들이 결핵으로 유명을 달리하다 보니 '예술가의 병'으로 불리거나 낭만적 죽음에 이르는 수단으로 포장되기도 했지만 결핵이 대표하는 시대상의 실체는 '가난'이었다.

   도시의 그늘 밑으로 가난한 예술가들이 모여들었다. 열악한 주거환경과 영양결핍을 만나는 순간이 바로 결핵균에겐 최적기다. 그들은 젊은 천재라서가 아니라 도시 빈민이라서 결핵의 선택을 받았다. BCG 접종과 스트렙토마이신이 개발되는 20세기 중반까지 결핵은 낭만적으로 포장되어 빈곤의 시대를 증언했다.

─ 호환, 전쟁, 마마 ─

오늘날 전염병은 구시대의 유물이다. 온 나라에 전염병이 들끓어 생명이 위협받는 일은 벌어지지 않는다. 호환, 전쟁, 마마가 두려움의 대상이었던 건 비디오테이프 속의 이야기다. 우리는 의료기술의 발전과 체계화된 공중보건에 기대어 100세 시대를 바라보고 있다. 그러나 이것이 '아픔이 해결된 시대'를 의미하는 것은 아니다.

페스트나 콜레라 때문은 아니지만 여전히 우리는 병의 고통으로 병원을 찾고, 의료비를 지출한다. 극단적으로 표현하면 현대인은 늘어난 수명만큼 고통받으며 사는 시간도 늘었다. 간신히 독충으로 가득한 정글을 벗어났더니 또다시 짜증스러운 모기떼에 둘러싸인 상황 같다고나 할까. 이것이 우리 시대를 관통하는 고통의 특징이다. 정체불명의 편두통, 저릿저릿한 손끝, 시큰한 무릎, 하루 종일 뻐근한 허리…[4] 다행히 이들은 세균이나 바이러스가 침투해 생기는 돌림병은 아니다. 그러나 해가 갈수록 전염병처럼 급격히 세력을 불리고 있어 가히 '현대의 역병'이라 부를 만하다. 질병은 시대상을 반영해 새롭게 유행한다. 콜레라와 결핵이 사라진 자리를 지금은 작자 미상의 통증(Painful Unknown)증후군이 채우고 있다. 그 정체를 명확히 알기 위해 지금 이 시대를 성찰해볼 필요가 있다. 시대를 규정할 수 있다면 시대의 질병 또한 알 수 있는 법. 과연 우리는 어떤 시대를 살아가고 있는가?

움직임을 잃어버린 시대

바야흐로 움직임을 잃어버린 시대다. 인간은 동물(動物)이다. 움직이는 존재이지만 현실은 그렇지 않다. 우리는 스마트폰, 컴퓨터, 자동차, 의자 등 하나같이 움직임을 방해하는 물건들에 둘러싸여 살아가고 있다. 약 20만 년 전 지구상에 호모 사피엔스가 등장한 이래로 이런 시절이 없었다. 직장과 학교에서는 의자에 몇 시간이고 앉아 있고, 집으로 가는 길에도 걷거나 뛰지 않는다. 자가 운전이든 대중교통이든 기계에 몸을 싣고 집으로 향한다는 맥락에선 큰 차이가 없다. 집에 와서도 사정은 나아지지 않는다. TV 화면이나 스마트폰에 시선을 고정한 채 잠들 때까지 시간을 보낸다. 그러곤 잠자리에 눕는 것으로 움직임 없는 하루의 대단원을 마무리한다.

움직임을 희생한 대가로 현대인이 얻은 것은 '비뚤어진 체형'과 '정체불명의 통증'이다. 이로써 원인을 알 수 없는 통증증후군이 전염병처럼 유행하는 현상도 자연스럽게 설명된다. 만성적인 통증증후군의 상당수는 '생활습관병'의 일종이다. 흔히 생활습관병이라 하면 비만, 고혈압, 제2형 당뇨 같은 성인병을 떠올리기 쉬운데, 이제 여기에 새로운 항목을 하나 추가할 때가 되었다. 전체 인구의 90% 이상이 도시에 거주하고, 대다수가 육체 활동이 생략된 생활습관을 유지하는 오늘날의 현실은 새로운 생활습관병을 창조했다. 바로 움직이지 않아서 생기는 만성질환인 '의자병(Sitting Disease)'이다. 현대인을 괴롭히는 만성 통증 질환의 상당수는 이 의자병에서 기인한다.

근육의 반란

사실 의자병이라는 말은 명확한 용어가 아니다. 상당히 포괄적인 개념으로서, 장시간 몸을 긴장한 채 앉아 있는 습관이 낳은 부작용을 총망라한다. 의자 때문에 '약화'되는 근육들이 있다. 몸통 근육이 대표적이며, 현대 피트니스에서는 이를 '코어(Core)'라고 부른다. 이 밖에 단전(한의학), 토르소(미술), 파워하우스(필라테스) 등 분야마다 다양한 이름으로 불린다. 의자에 앉아 있으면 몸통 근육은 하는 일이 없어져 긴장이 풀리고 점차 약해진다. 반대로 어깨와 목을 포함한 견갑대(Shoulder Girdle)의 근육에는 과도한 긴장이 쌓인다. 긴장이 누적된 근육들은 급기야 성질이 돌변해 '반란'을 일으키는데 이것이 어깨를 둘러싼 통증들의 주된 원인이다. 여기서 눈여겨볼 점은 정반대되는 현상이 동시에 나타난다는 사실이다. 원인은 서로 반대이지만 결과는 똑같이 '통증'으로 귀결된다.

   근육은 본디 부드러운 조직이다. 일단 만졌을 때 질감이 딱딱하지 않고, 명령에 따라 길이와 굵기가 변하더라도 원상태로 돌아올 능력을 갖고 있다. 그런데 모종의 이유로 정상 상태로 되돌아가지 못하고 제멋대로 폭주하는 근육들이 생겨난다. 뇌에서 내린 명령 없이 과도한 긴장 상태를 유지하고, 이로 인해 해당 부위에 통증이 발생하거나 유연성에 제한이 생긴다. 가장 끔찍한 사실은 이런 상태가 24시간 유지된다는 것이다. 심지어 잠들어 있는 사이에도 의식하지 못할 뿐 이들의 반란은 계속된다. 대체 왜 이런 무서운 일이 벌어지는 걸까?

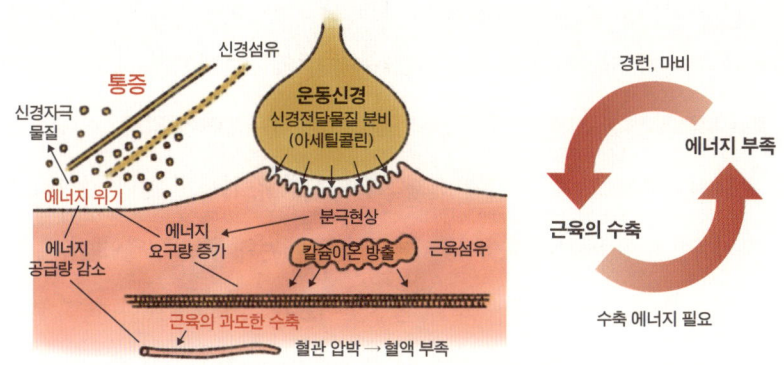

에너지 위기 모델(Energy Crisis Model)의 개념도.

통증의학의 선구자인 트라벨(Travell)과 사이먼스(Simons) 박사[5]는 이처럼 반란을 일으킨 근육의 상태를 '에너지 위기'로 표현했다. 얼핏 듣기에는 국제유가 폭등이나 화석연료 고갈 같은 문제를 연상시키지만 '근육 내 에너지 부족' 정도로 이해하면 적절하다. 딱딱하고 원론적인 설명 대신 표현을 단순화해서 말하면 대략 다음과 같다.

우리 몸의 근육은 신경의 전기신호에 맞춰 움직인다. 그런데 중간에 이들의 신호가 '꼬이는' 경우가 종종 발생하는데, 신호를 전달하는 매개체인 신경전달물질과 이온(전해질)의 분비가 줄어들거나 반대로 과도하게 분비되는 경우가 그러하다. 이 같은 현상은 주로 근육이 수축될 때 주변 혈관을 과도하게 압박하면서 벌어진다. 해당 근육의 주변은 피가 잘 통하지 않는 허혈(Ischemia) 상태에 빠지는데 문자 그대로 피가 부족해지니, 혈액속 신경전달물질과 이온의 공급도 함께 멈춘다. 여기서부터 본격적으로 신호가 꼬이기 시작한다. 문제를 해결하려면 과도하게 수축된 근육이 긴장을 풀어야 한다. 그런데 근육 스스로 긴장을 풀 능력이 없다. 제 몸으로 주변 혈관을 누르고 있는 탓에 신경전달물질이 유입되지 않아 긴장이 풀릴 수가 없다. 긴장 상태가 유지되는 근육은 에너지가 고갈되어 가고, '에너지 부족'을 알리는 SOS 신호를 방출한다. 이 악순환을 타개하려면 혈관이 열려야 할 텐데 혈관을 쥐고 있는 건 근육이고, 근육은 에너지가 부족해 혈관을 놓아줄 수 없고, 긴장 상태의 근육 주변에는 갈수록 노폐물(주로 칼슘이온)이 쌓여가고, 이로 인해 혈액순환은 더욱 어려워지고…. 마침내 회복 불능 상태에 빠진 근육은 신경의 통제를 벗어나 폭주한다! 일종의 초과민 상태에 빠져 24시간 내내 중추신경계로 통증 신호를 보내며 도와달라고 호소하는데, 사실 도와줄 수가 없다. 이는 마치 열쇠를 목에 건 채 등 뒤로 수갑을 찬 죄수와 같은 상황이다. 트라벨과 사이먼스는 이런 상태에 빠진 근육들을 두고 '에너지 위기(부족)에 처했다'고 표현한 것이다.

━ 담이 들었다 vs 트리거 포인트 ━

에너지 위기 상태에 빠진 근육은 소위 '담이 들었다'는 증상과 비슷해 보인다. 그러나 이 둘은 엄연히 다른 현상이며 구별할 필요가 있다. 우리가 흔히 '근육이 뭉쳤다', '담이 들었다'라고 표현하는 증상은 평소에 자주 사용하지 않던 근육을 급작스럽게 사용했을 때 나타나는 후유증이다. 그러나 에너지 위기는 의자병처럼 움직이지 않아서 생기는 경우가 대부분이다. 근육의 촉감이 딱딱하고 뻣뻣해지는 것과 통증이 발생하는 것은 서로 비슷해 보이지만, '담'은 근육의 미세파열로 인한 염증이나 부기 때문에 나타나는 일시적 현상으로 에너지 위기와는 다르다. 스포츠 상해로 인한 염좌(Sprain)나 지연성 근육통(DOMS)이 대부분이기 때문에 푹 자고 일어나면 저절로 회복된다. 그러나 에너지 위기는 만져보았을 때 작은 쌀알 정도에서 크게는 동전 크기 정도로 나타나는 국소적인 현상이다. 그만큼 자각하기도 쉽지 않다. 결정적으로 아무리 푹 쉬어도 저절로 사라지지 않는다. 에너지 위기라는 현상 자체가 근육이 자발적으로 회복할 수 있는 한계치를 벗어난 상태를 의미한다. 따라서 에너지 위기에 처해 '스스로 회복 불가능한 수준으로 뭉친 근육'에는 별도의 이름이 필요하다. 이것이 바로 '트리거 포인트(Trigger Point)'라는 개념이 탄생하게 된 이유다.

— 트리거 포인트 vs 텐더 포인트 —

근육은 전기신호를 받으면 짧아진다. 그것이 근육의 타고난 생리다. 의식적으로 팔에 힘을 주면 해당 부위의 근육이 단단해지는 걸 느낄 수 있다. 이렇듯 힘을 준 근육이 단축 및 긴장되는 현상을 '수축(Contraction)'이라 부른다. 근육의 수축작용은 인체를 움직이기 위한 지극히 정상적인 생리 현상이다. 이제 팔에서 힘을 풀어보자. 언제 그랬냐는 듯 근육이 말랑말랑해진다. 그러나 에너지 위기가 발생해 뭉친 근육은 다르다. 일부러 힘을 주지 않았는데도 계속 긴장 상태가 유지된다. 앞서 설명했듯이 중추신경계의 명령이 아니라 근육 자체의 내부 결함 때문에 발생한 무의식적인 긴장이다. 이처럼 의지와 상관없이 지속되는 근육 긴장은 수축과 구별하여 '구축(Contracture)'이라 부른다. 즉, 구축이란 '비정상적으로 발생된 근육의 강제 수축 현상'이며 트리거 포인트는 근육 구축이 일어난 지점이다. 그런데 왜 하필 트리거(Trigger, 방아쇠)라 부르는 걸까?

트리거 포인트의 특징은 만졌을 때 느껴지는 딱딱한 감촉과 눌렀을 때 느껴지는 통증이다. 그런데 이 통증이 해당 부위에 그치는 게 아니라 마치 감선된 것처럼 저릿저릿하게 다른 부위로 피져 나간다. '(통증)유발점'이라는 뜻 그대로, 자기가 아픈 걸로도 모자라 다른 부위의 통증까지 유발하는 방아쇠 역할을 한다. 그러나 근육 구축이 일어난 지점이 무조건 트리거 포인트가 되는 건 아니다. 똑같은 근육 구축 지점인데 해당 부위에서만 통증이 나타난다면 이는 단순한 '압통점', 즉 텐더 포인트(Tender Point)라 부르는 게 맞다. 트리거 포인트란 공교롭게도 감각신경들이 지나가는 통로에 압통점이 형성되는 바람에 지나가던 신경을 포착(Entrapment)해 멀리 떨어진 다른 근육에까지 통증이 전달되는 경우를 말한다. 이처럼 트리거 포인트로 인해 멀리 퍼져 나가는 형태의 통증을 '방

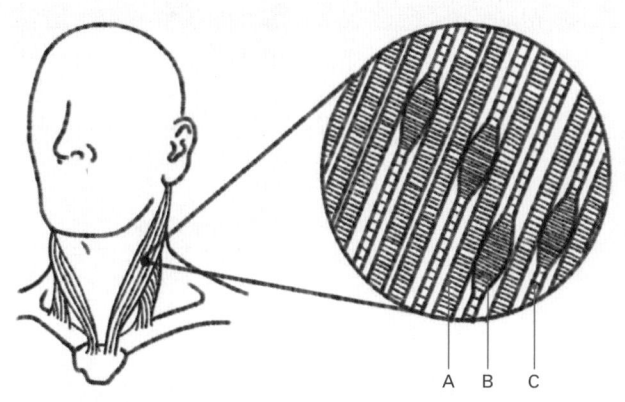

트리거 포인트를 묘사한 모식도.
A: 정상적인 근육다발 B: 트리거 포인트 형성 지점 C: 자극받는 근육다발

사통(Radiating Pain)'이라 부른다. 신경망을 따라 방사형(부채꼴)으로 퍼져 나가는 양상을 보여 붙은 이름이다.

 이들 사이의 관계를 정리하면 다음과 같다. 에너지 위기가 발생한 근육은 '구축'된다. 이 구축이 악화되어 손으로 만져질 정도로 가시화되면 눌렀을 때 통증이 느껴진다. 이를 텐더 포인트(압통점)라 부른다. 텐더 포인트는 자각증상이 없는 경우가 대부분이라 의식하지 못하고 살아간다. 운동 중에 텐더 포인트가 형성된 지점만 유달리 유연성이 떨어지거나, 마사지를 받다가 통증을 느껴 '이 부분이 많이 뭉쳐 있었네'라는 생각이 들면 그제야 자각하는 정도다. 이런 텐더 포인트가 특정 신경절 인근에 형성되면 다른 부위로 통증을 퍼트리는 트리거 포인트가 된다.

	텐더 포인트	트리거 포인트	타우트 벨트
의미	압통점	통증 유발점	통증띠
통증 정도	잠재적	활동적	심각함
통증 양상	해당 부위	방사통	방사통
모양	점(Point)	점(Point)	선(Belt)
공통점	유연성 감소, 딱딱한 질감, 눌렀을 때 통증 발생		

텐더 포인트, 트리거 포인트, 타우트 벨트의 특성 비교

트리거 포인트는 가만히 있어도 욱신거림, 저릿함, 뻐근함 같은 불쾌감을 형성해 자각하기 쉽다. 몸에 트리거 포인트가 형성되면 어디라고 근육 이름을 딱 꼬집어 말하지는 못하더라도 '유독 왼쪽 어깨 뒤편이 자주 뭉치고 불편하다'는 식으로 자각증상을 설명할 수 있다. 우리가 찾는 작자 미상의 통증들은 이런 트리거 포인트 때문에 발생된 만성 통증이 주를 차지한다. 텐더 포인트와 트리거 포인트가 많이 생기면 '단단한 띠' 형태로 발전해 누구나 쉽게 만질 수 있을 정도로 커지는데, 이를 특별히 타우트 벨트(Taut Belt)라 부르기도 한다. 단, 이 같은 기준은 절대적인 것이 아니라 일종의 '경향성'을 보여주는 참고자료로 활용해야 한다(간혹 압통점을 오래 방치하면 유발점으로 발전되고, 유발점의 통증은 신경이 아닌 근막을 통해 전달된다고 주장하는 이들도 있다).

칼 럼

소리치는 자는 범인이 아니다

소리치는 자는 범인이 아니다.

─ 토머스 T. 마이어스, 《근막경선해부학(Anatomy Train)》中

어디선가 찢어지는 비명 소리가 들린다. 부랴부랴 도착한 사건 현장엔 상처 입은 피해자만 남아 있고 범인은 일찌감치 도주한 뒤다. 경찰을 붙잡고 통증을 호소하는 피해자, 그러나 그의 손에 수갑이 채워진다. "주변에 아무도 없으니 당신이 바로 범인이군! 당신은 묵비권을 행사할 수 있으며…." 블랙코미디 각본이 아닌 이상 현실에선 일어나기 힘든 상식 밖의 일이다. 도움이 필요한 사람을 범인으로 몰아세우다니! 현장에 남아 소리치는 사람은 범인이 아니라 피해자다. 그런데 우스꽝스럽게도 우리가 통증, 그중에서도 특히 트리거 포인트로 유발된 방사통을 대하는 태도는 이

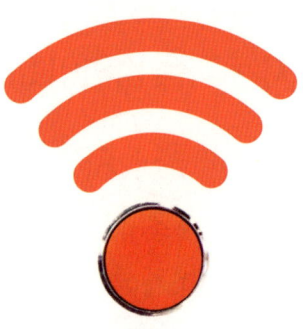

방사통은 마치 통증을 퍼트리는 버튼이 존재하는 것처럼 느껴진다.

  멍청한 수사관들과 별반 다를 바 없다. 신경을 타고 전달되는 통증은 일종의 '피해자 진술'이다. 차분히 병력을 청취해가며 단서를 찾아 나가야 하는데, 무작정 통증 부위를 범인으로 몰아세우기에 급급하다. 환부에 주사, 찜질, 부항, 침술, 연고 등의 융단폭격을 퍼붓고 난 뒤 별다른 차도가 없다고 난감해하기도 한다. 심지어 의사들은 '심인성 질환이니 마음먹기에 달렸다'거나 '스트레스 탓이다'라는 뜬구름 잡는 말로 얼버무리려든다. 정작 범인은 멀찌감치 떨어져 있는데 말이다.

  트리거 포인트와 방사통에 대한 가장 명쾌한 해설은 '신경통처럼 보이는 근육통'이다. 물론 몸에서 느끼는 통증은 모두 신경을 통해 전달되는 신경통이다. 하지만 여기에서 말하는 신경통이란 디스크(추간판탈출증)라 불리는 질환처럼 실제 통증 부위와 한참 떨어진 곳에서 발생한 신경 압박으로 느껴지는 불쾌감을 말한다. 예를 들어 A지점의 손상이 멀리 떨어져 전혀 상관없어 보이는 B지점에 통증을 유발시키는 경우가 있다. 이런 경우 통증은 B지점에서 나타나지만 치료는 A지점에서 이루어져야 한다. 대표적인 사례가 손 저림을 동반한 목디스크다. 증상은 손 저림으로 나타나지만 손에 아무리 물리치료를 거듭해도 상태는 호전되지 않는다. 실제로 문제가 발생한 목 부위를 치료해야만 손 저림 증상이 해결될 것이다.

손 저림이 계속되면 손이 아니라 목디스크(목에 있는 신경이 추간판에 눌림)나 수근관증후군(손목을 지나는 신경이 인대에 눌림)을 의심해보라는 건강 정보는 의사가 아닌 사람들도 잘 알고 있다. 그런데 추간판이나 인대가 아닌 '근육'도 같은 증상을 유발할 수 있다는 사실은 의외로 널리 알려져 있지 않다. 이것은 목-어깨 통증 문제를 해결하는 데 대단히 중요한 사실이다. 우리 몸의 모든 신경은 헤드쿼터(수뇌부)인 머리로 모였다가 다시 뻗어 나가는 구조로 이루어져 있다.

한데 뇌와 어깨 사이를 연결하는 목은 통로가 워낙 좁은 데다 무수한 신경들이 지나가기 때문에 태생적으로 '신호가 꼬이기 좋은' 환경을 타고난 셈이다. 여기에 몸통의 코어를 죽이고 어깨와 목을 제2의 코어로 삼는 좌식생활로 생기는 의자병이 가세하면, 목과 어깨의 근육들은 하나둘 트리거 포인트에 잠식된다. 그러다 마침내 상완신경총처럼 핵심적인 신경이 근육에 포착되는 순간, 방사통이 시작된다!

이 같은 사실은 의사들도 간과하는 경우가 허다하다. 이런 증상들이 근

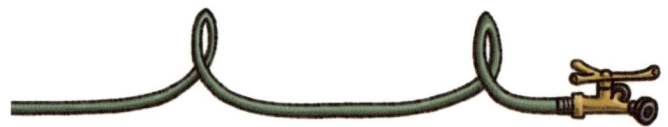

이중압박(Double Crush Syndrome)을 비유적으로 표현한 그림.
매듭을 하나만 풀면 물은 나오지 않는다.

래에 급격히 늘어난 '현대의 역병'인 만큼 정보가 부족하기도 하고, 의사 개개인의 역량 차이도 작용한다. 가장 큰 문제는 엑스레이에 잡히지 않는 근육의 특성 때문에 근육이 구축된 지점을 찾아내려면 별도의 검사가 필요한데, 진료를 보는 입장에서 이러한 검사는 시간과 비용 면에서 비효율적이기 때문에 그다지 달가워하지 않는다는 점이다. 이런 이유로 일선 의료기관을 방문해도 트리거 포인트로 인한 신경 포착점을 제대로 발견해내지 못하는 경우가 태반이다. 한술 더 떠 엑스레이 결과만 가지고서 '사진상으로 봤을 땐 딱히 아플 이유가 없다'며 환자를 꾀병쟁이 취급하는 의사도 있다. 더 나쁘게는 의사 본인이 이중압박(Double Crush Syndrome)에 속아 넘어가 환자의 통증을 엑스레이 사진에 억지로 꿰맞춰 디스크 시술(수술)을 권하는 경우다. 그러나 애초에 매듭 지점을 잘못 짚었기 때문에 시술을 받은 뒤에도 환자의 용태는 호전되지 않는다.

결국 소리치는 자는 범인이 아니다. 그는 피해자 내지는 목격자에 가깝다. 그렇다면 도망친 진짜 범인은 어떻게 찾아낼 것인가?

연관통(Reffered Pain)이란?

방사통을 설명하는 자료 중에 간혹 '연관통(Reffered Pain)'을 같은 의미로 혼용하는 경우가 있다. 그러나 이 둘은 구별이 필요한 개념이다. 연관통은 트리거 포인트와 상관없이 내장(Viscera)에서 발생한 통증이 멀리 떨어진 근육이나 피부에서 느껴지는 현상을 말한다. 정확한 원인은 알려져 있지 않지만 암과 같은 종양이 전이되면서 대뇌와 중추신경계에 혼란이 일어나 발생하는 일종의 '신경착란' 현상이라는 가설이 우세하나. 이는 방사통과 완선히 나른 엉역의 문제나. 혹 있을지 모를 혼란과 오해를 피하기 위해 트리거 포인트와 이로 인한 신경 포착점의 통증은 '방사통'으로 용어를 통일한다.

손톱 밑의 가시

트리거 포인트가 유발하는 통증은 사람마다 받아들이는 정도가 천차만별이다. 같은 증상을 가지고도 누구는 죽겠다며 병원을 찾아 신경차단술 같은 강도 높은 처치를 받는데, 누구는 병원 방문조차 하지 않는다. 사실 모든 고통은 개별적이다. 혹자가 '아프다'고 말할 때 그 아픔을 객관적으로 정량화해서 판단할 방법은 없다. 아무리 마음을 기울여도 우리는 고통, 특히 타인의 통증을 완벽히 이해할 수 없다. 그래서 통증은 흄이 말한 정념(Passion)에 가깝다. 그것은 논리나 이성으로 이해되는 정신적 활동이 아닌 감각과 경험으로 체험되는 육신의 영역이다. 같은 종류의 아픔을 공유한 사이에서나 비로소 상대의 처지를 헤아리는 정도다. 이런 통증을 어떻게든 계측해보고자 사용되는 기준이 '10점 만점 통증 척도(Pain Scale 1 to 10)'다. 아파서 병원을 찾으면 의사는 다음과 같은 말을 건넬 것이다.

"죽을 만큼 아픈 정도를 10, 전혀 아프지 않을 때를 1로 봤을 때 지금 통증은 어느 정도입니까? 뼈가 부러지는 상황이 대략 7~8 정도 됩니다."

10점 만점 통증 척도를 실시해도 여전히 의사와 환자 사이에는 건너기 어려운 강이 존재한다. 사실만 건조하게 적힌 차트는 환자의 통증을 이해하는 데 큰 도움이 되지 못한다. 오히려 이런 접근 방식은 통증의 심각성을 축소시키는 데 일조한다. 근육 구축으로 유발되는 통증의 강도는 객관적으로 봤을 때 '경미한' 수준이다. 객관적인 지표에 대입해보면 사랑니 발치나 손등의 2도 화상보다도 미미한 통증이다. 그러나 앞에서 말했듯이 모든 고통은 개별적이다. 제아무리 작은 손톱 밑의 가시라도 아프다는 사실에 있어선 당사자에게 '가슴 속의 대못'이나 다름없다. 급성 통증에 비해 강도가 약하다고 해서 만성통증증후군을 가벼이 여겨선 안 된다. 누군가가 하루 24시간 쉬지 않고 바늘로 등짝을 찔러대는 상황을 떠올려보라. 트리거 포인트로 유발되는 통증증후군의 양상이 정확히 여기에 부합한다. 아침, 점심, 저녁을 거르지 않고 무엇을 하든 항상 불편하고 고통스럽다. 죽을병은 아닌데 업무 효율과 삶의 만족감은 급격히 떨어지고, 명확한 원인과 해결책을 알지 못해 우울감은 더 깊어간다. 통증 강도가 약하다는 게 증상이 가볍다는 뜻은 아니다.

하지만 병원을 찾아도 타개책은 마련되지 않고 상황은 더욱 악화되기까지 한다. 희망을 찾기 위해 내원했지만 제대로 된 환자 대접조차 받지 못한다. 2~3 정도의 통증이 계속해서 이어진다는 말에 의사는 '그 정도는 누구나 아플 수 있는 수준이니 조금만 참아보라'고 말한다. 근본적인 원인은 찾지 못한 채 진통소염제 처방전만 들려서 돌려보내려는 속셈이다. 그렇지 않으면 환자의 처지는 전혀 고려하지 않고 보험 처리가 되지 않는 비싼 검사나 시술을 받도록 종용한다. 진료실의 최종 병기인 MRI를 찍어보면 좀 더 확실히 알 수 있을 것 같다는데, 환자로선 치료가 아닌 진단을 위해 수십만 원을 투자할 각오가 서지 않아 주저하게 된다. 어떤 의사는 체열분석을 해보면 비활성화된 신경을 찾아낼 수 있을 거라고 한다. 근거중심적이고 논리적인 답을 기대하며 찾아간 병원에서 검증하기 힘든 대체요법을 제안하다니 뜨악할 수밖에 없다. 또 다른 병원의 의사는 손이 저려서 찾아온 환자의 상태가 어떻든 간에 덮어놓고 '수근관증후군'으로 진단하는 듯한 낌새가 보인다. 이러면 자기가 잘 볼 줄 아는 질환으로 결론을 정해놓고 몰아가는 '원 패턴 진료'가 아닌지 의심스럽다. 나중에는 아무리 설명을 들어도 뭐가 뭔지 알아보기 힘든 희미한 영상의학 자료를 한 장 뽑아놓은 뒤 '여기 이 부분에 뭔가 퇴행성 병변 비슷한 게 보이기는 하는데, 꼭 그것 때문이라고 단정 지을 수는 없지만…'이라며 말끝을 흐린다. 답이 나오지 않으니 답을 찾아 병원을 옮길 뿐인데도 어느새 자신은 '낮은 수가를 악용해 하릴없이 의료 쇼핑이나 일삼는 관심병 환자'가 되어 있다. 오늘도 내가 품은 '손톱 밑의 가시'에 제대로 공감해주는 사람은 아무도 없다.

촉진의 과학

트리거 포인트는 육안으로 관찰되지 않는 존재다. 엑스레이나 CT, 초음파, MRI 같은 영상의학 장비로도 파악이 불가능하다. 체열분석 같은 대체의학적인 검사법을 동원해도 마찬가지다. 그렇다면 대체 어떤 방식의 진단이 필요한 걸까? 답은 이미 나와 있다. 텐더-트리거 포인트의 가장 큰 특징은 통증을 유발한다는 사실과 딱딱한 촉감에 있다(p.30 표 참고). 문진을 통해 의심되는 구역을 확정한 뒤 손으로 직접 만져보는 '촉진(觸診, Palpation)'을 시도해보면 정상적인 근육 섬유와 달리 유독 딱딱하고 섬유화된 조직들이 느껴진다. 그리고 해당 지점을 지그시 눌렀을 때 환자가 '바로 거기!'라고 말할 정도의 압통이나 방사통을 호소한다면, 바로 그곳이 텐더-트리거 포인트다.

이 같은 방식이 어딘가 미덥지 못하고 비전문적으로 느껴질 수도 있다.

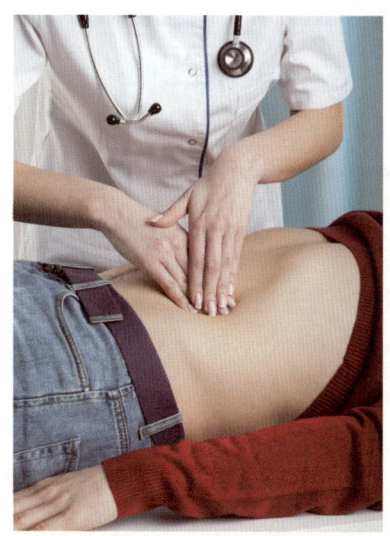

촉진: 손의 '촉감'을 이용한 진찰.

촉진법이라는 검사 자체에 비계측적이고 비정량적인 측면이 있긴 하다. 그러나 그렇다고 해서 이것이 비과학적이고 비전문적이라는 뜻은 결코 아니다. 촉진은 누군가가 임의로 급조한 새로운 검사법도 아니고, 초인적인 감각을 가진 몇몇 사람들만이 가능한 서커스도 아니다. 지금보다 영상의학 기기의 발달이 덜했던 과거에는 의사들이 일상적으로 사용한 평범한 진단기술이다. 원래 진찰이란 문진(묻고), 시진(보고), 청진(듣고), 타진(두드려보고), 촉진(만져보는) 등 오감을 총동원한 탐색의 과정이다. 이학적 검사(Physical Examination)라 불리는 이 방식은 원시적이거나 비과학적인 수단이 아닌, 가장 '기본'이 되는 진찰 수단이다. 이학적 검사만으로 필요한 정보를 얻을 수 없을 때 심전도, 혈액검사, 엑스레이, 초음파 같은 임상검사(Clinical Examination)가 동원되는 것이다. 그런데 언제부터인지 모르게 의료현장에선 이학적 검사를 생략하고 화학검사나 영상의학 자료에 절대적으로 의존하는 풍조가 자리 잡았다. 환자를 주의 깊게 살피며 진료하는 의사의 가장 기초적인 진찰 능력이 갈수록 퇴화하고 있는 게 아닌가 걱정스럽다.

의학은 분명 근거 중심의 학문이다. 그러나 의료라는 행위는 반복과 숙달을 통해 체득되는 기술적 측면이 강하다. 촉진 역시 단순히 의학 교과서에 수록된 가이드라인을 숙지하는 것만으로는 익힐 수 없는 '연마'가 필요한 과정이다. 그런데 다들 이런 과정을 번거롭고 대수롭지 않게 여겨 기피하고 있는 건 아닌지 우려된다.

근골격계 촉진 분야의 세계적 권위자인 조셉 무스콜리노(Joseph E. Muscolino)는 근육 촉진에 대해 이렇게 설명했다. "머리카락 한 올을 뽑아 눈을 감고 손끝으로 만져본다. 감촉에 충분히 익숙해졌다면 이제 책장에서 책을 한 권 뽑아 페이지를 넘기고 그 뒤에 머리카락을 놓는다. 책장 뒤 머리카락의 감촉을 느낄 수 있다면 한 페이지를 더 넘긴다. 그 감촉에 익숙해졌다면 다시 또 한 페이지. 이렇게 최대한 많은 페이지 뒤의 머리카락을 느낄 수 있을 때까지 감각을 갈고 닦아야 촉진의 기술이 완성된다."[6] 숙련된 의사라면 안데르센의 동화《공주와 완두콩》에 나오는 주인공처럼 수십 장의 침대 매트리스 아래에 깔린 완두콩 한 알의 존재까지 알아차릴 수 있는 감각을 얻게 될 것이다. 결코 허무맹랑한 이야기가 아니다. 우리 주변에는 이미 이런 사람들이 수없이 암약해오고 있다.

목욕탕의 세신사(일명 때밀이)가 그렇다. 이들은 여성들의 유방암 조기진단에 큰 기여를 하고 있는 숨은 공로자다. 오랫동안 사람의 몸을 만져본 경험을 토대로 정상적인 조직과 암 조직의 질감 차이를 알고 있으며, 반복 학습으로 손끝이 민감해 임상검사에 잘 걸려들지 않는 초기 단계의 암 조직마저 손끝으로 느낄 수 있다. 산부인과에 유방암 검진을 받으러 온 환자의 3분의 1가량은 세신이나 피부 관리를 받다가 관리사에게 '딱딱한 알갱이가 느껴지니 병원에 가보라'는 권유를 받았다고 한다. 유방암 4기를 진단받은 어느 보건복지부 관료의 투병 수기에는 '확진 받기 몇 달 전부터 서로 다른 세신사에게 병원에 가보라는 권유를 받았는데 대수롭지 않게 넘긴 게 후회된다'는 회고담이 등장한다.[7] 이는 한국에서만 일어나는 특이한 현상이 아니다. 독일에서는 촉진을 이용해 유방암을 조기진단하는 전문 인력 양성기관이 존재한다. 독일의 산부인과 의사 프랑크 호프만((Frank Hoffmann)이 2006년 설립한 교육단체 디스커버링 핸즈(Discovering Hands)의 사례는 다시 한번 촉진의 강력한 위력을 보여준다.

유방암 조기진단은 산부인과 의사와 환자 모두에게 중요한 일이다. 암은 종양의 크기와 전이 여부가 환자의 생명과 직결된다. 유방암은 여기에 한 가지 더 큰 이슈가 있다. 조기진단 시에는 작은 암세포만 적출해내면 되지만 암세포가 일정 크기 이상으로 커지면 유방 전체를 잘라내야 한다는 점이다. 따라서 유방암 조기진단이 가능해진다면 환자의 생존율은 물론이고 수술 후 삶의 질까지 끌어올릴 수 있게 된다.

하지만 현실적으로 암초가 많았다. 보험 문제로 유방암 정기검진에 참여할 수 있는 여성들의 수와 연령은 제한적이었고, 직접 가슴을 만져 종양의 유무를 촉진하는 검사법은 인력과 시간 문제에 봉착했다. 환자 한 명당 3분 정도의 진료시간만 주어지는데 의사가 일일이 촉진으로 유방암 진단을 내린다는 건 불가능에 가까웠다.

그때 호프만이 주목한 것은 시각장애인이었다. 잃어버린 시력을 대신해 다른 감각이 예민하게 발달된 이들을 교육시켜 유방암 촉진 전문 인력으로 활용한 것이다. 결과는 놀라웠다. 산부인과 전문의들도 평균 1~2cm는 되어야 찾아낼 수 있는 암 덩어리를 시각장애인들은 6~8mm만 되어도 촉진해냈다. 초기에 암을 진단할 수 있게 됐을뿐더러 비용도 기존 검사비의 4분의 1 수준으로 줄어들었다. 마땅한 일자리가 없었던 시각장애인들을 고용해 생긴 사회적 효과는 덤이었다. 이로 인해 호프만은 2010년 혁신적인 사회적 기업가에게 주는 아쇼카(Ashoka) 재단 기금을 수상했다.

촉진은 가장 기초적이며 실증적인 진단 방법이다. 세신사의 사례에서 보았듯 숙련된 사람은 이를 통해 암 진단까지 가능하다. 희미한 영상을 해석해 얻을 수 있는 추정이 아니라 지금 바로 손끝에서 병변의 실체를 느낄 수 있는 효율적이고 직관적인 방법이다. 오랫동안 잊힌 강력한 무기를 꺼내 직접 내 몸을 만져보라. 거듭해서 만져보고 과거와 비교해보고,

인접 근육과 비교해보라. 그러면 자연스럽게 딱딱하고 불쾌한 '지점'들이 느껴질 것이다. 이것이 바로 작자 미상의 통증의 정체를 밝혀줄 첫 번째 단서다.

적절한 촉진 강도는 어느 정도일까?

조셉 무스콜리노가 권장하는 적절한 촉진 압력은 최소 5g에서 최대 4kg이다. 5g이면 손바닥으로 가볍게 쓰다듬는 수준이고 4kg이면 제법 압력을 가하는 수준으로 다소 편차가 크다. 사실 촉진하는 부위의 특성에 따라 압력은 수시로 변할 수밖에 없다. 직관적인 가이드라인으로 '눈을 감은 채 눈꺼풀 위를 눌렀을 때 안구가 불편하지 않을 정도의 압력'이 제시되기도 한다.

약손의 힘, 마사지

진단은 치료의 시작이다. 반복된 촉진을 통해 근육 구축이 일어난 지점을 찾았다면 반은 성공한 셈이다. 이 지점의 뭉친 근육을 잘 풀어준다면 트리거 포인트가 붙들고 있던 신경이 자유로워지면서 몸을 괴롭혀왔던 지긋지긋한 통증과 안녕이다. 그렇다면 트리거 포인트의 긴장을 어떻게 풀어줄 것인가? 바로 '마사지'다.

허혈성 압박

사람들은 마사지에 대해 일부 부유층의 사치나 연예인 또는 운동선수 등 특정 직업군을 위한 이벤트라는 인식을 갖고 있다. 그러나 마사지는 가장 부작용이 작으면서도 유용한 건강 관리법이다. 날마다, 누구나 쉽게 실시

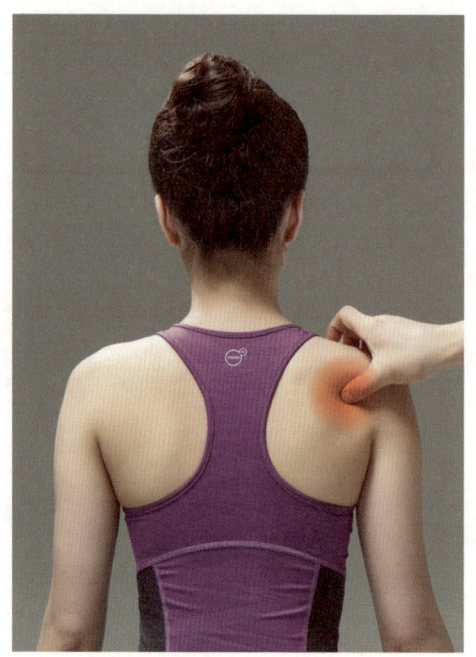
통증 부위에 실시하는 허혈성 압박.

할 수 있고 미용이나 휴양 목적의 서비스를 넘어 엄연한 치료행위가 될 수 있다. 트리거 포인트에 실시하는 마사지는 전문용어로 허혈성 압박법(Ischemic Compression)이라 부르는데, 핵심은 트리거 포인트를 찾아낸 뒤 손이나 지압봉 등을 이용해 '지그시 눌렀다 떼어내는 것'이다. 어떻게 이것이 트리거 포인트를 해소하는 치료법이 되는가? '에너지 위기 가설'을 떠올려보면 자연스럽게 이해된다.

에너지 위기란 자발적인 수축·이완 능력을 상실한 근육의 상태를 말한다. 이러한 상태를 회복하려면 인위적으로 산소와 에너지를 공급해 리부트(Reboot)를 해야 한다. 그러면 꽉 뭉쳐 있던 칼슘이온들을 떨어내고 노폐물을 방출시켜 스스로 치유할 수 있는 환경이 조성된다. 산소와 에너지는 혈액을 타고 전달된다. 그렇다면 마치 펌프질 하듯이 트리거 포인트로 혈액을 밀어 넣어주면 된다. 이런 펌프질의 목적으로 환부를 손으로 꾸욱 눌러주면 주변 조직과 혈관의 내부 압력이 높아져 피가 밖으로 밀려 나갈 것이다. 이때 압력을 가하고 있는 부위의 피부는 일시적으로 혈액이 부족해 창백해지니 '허혈성 압박'이라 부르는 것이다. 그러다 손을 떼는 순간 가두어뒀던 봇물이 열릴 때처럼 이전보다 더 많은 혈액이 환부로 몰려들고 압박된 부위는 붉게 충혈되며 반강제적으로 혈액순환이 촉진된다. 이 상태를 반응성 충혈(Reactive Hyperemia)이라 부르는데, 중요한 것은 용어가 아니다. 트리거 포인트에 물리적인 힘을 가해 인위적으로 혈액순환, 혹은 신진대사를 촉진시킨다는 개념과 원리가 중요한 것이다. 이런 마사지 방식은 트리거 포인트 마사지가 아니어도 건강관리나 피로회복의 수단으로서 동서고금을 막론하고 꾸준히 행해진 고전적인 방법이다.

  마사지, 지압, 물리치료 등은 굳이 남의 손을 빌리지 않고 스스로 트리거 포인트를 찾아서 풀어주거나, 손이 잘 닿지 않는 지점은 마사지용 공이나 폼롤러 등의 셀프 마사지 도구들을 활용해 충분히 케어할 수 있다. 지금까지 괴롭힘 당한 시간에 비하면 허무할 정도로 단순하고 간단한 해결책이다. 허탈해하지 말라. 이것이 바로 '어려워 보이는 문제를 쉽게 푸는' 직관적인 해결책이다. 아픈 부위를 찾아라. 그리고 만져줘라. 풀릴 것이다.

트리거 포인트 마사지, 얼마나 눌러줘야 하는가?

전통적인 허혈성 압박은 약 20초에서 1분 정도 트리거 포인트에 지속적인 지압을 하는 것이다. 누르는 힘은 개개인의 인내력에 따라 차이가 크지만 지나치게 가학적으로 임하지 않도록 유의한다. '기분 좋은 통증'이 느껴질 정도가 가장 좋다. 강하게 누를수록 잘(빨리) 풀릴 거라고 생각해 주변부의 근육이 손상될 정도로 짓뭉개서는 안 된다. 마사지를 실시한 다음 날 환부에 작열감, 멍 자국, 부기 등이 나타난다면 실수한 것이다. 이런 부작용을 막기 위해 트리거 포인트 관리는 치료사의 손을 빌리는 것보다 자기 스스로 하는 게 더 낫다. 아픈 지점, 아픈 정도, 적정 강도 등을 모두 판단해 스스로 설정할 수 있는 셀프 마사지가 안전하며 효과도 좋다.

— 주사, 침술, 그리고 마사지 —

지압법 이외에 트리거 포인트를 해소하는 치료 방법으로는 침술(Dry Needling), 전자침(IMS: Intramuscular Stimulation Therapy), 주사요법(TPI: Trigger Point Injection)이 대표적이다. 한의사나 의사 등 시술 주체에 따라 수단과 방법의 차이는 있지만 근본적인 치료 원리는 같다고 볼 수 있다. 촉진하여 트리거 포인트를 찾아낸 뒤 해당 지점의 에너지 위기를 해소하기 위해 자극을 가하는 게 핵심이다.

침술은 언급 자체만으로도 의사와 한의사를 서로 으르렁거리게 만드는 의료계의 뜨거운 감자다. 의사들은 메타분석과 통계자료를 내세워 침술의 효능과 효과가 과장되었으며, 있다 하더라도 일종의 플라시보 효과에 불과하다고 폄훼한다. 반대로 한의사들은 일선 통증의학과 개원의들이 애용하는 주사요법, 전자침과 침술 사이의 유사성을 지적하며 '겉으로는 싫어하는 척하면서 실은 우리 기술을 탐내고 있다'며 맞서고 있다. 이들의 시각 차이는 대법원 판결[8]이 내려진 이후에도 서로 내가 맞네, 네가 틀리네 하며 '이권 다툼'에 가까운 양상을 보이고 있다. 따라서 의료서비스 소비자로서 우리가 집중해야 될 문제는 효과가 좋은 것은 무엇이며, 부작용과 비용은 어떠한지 비교 분석하는 것이다.

이런 측면에서 봤을 때 침술은 지압이 강화된 형태로 이해하면 쉽게 와닿는다. 한의학계에서 주장하는 무형의 '기'와 음양오행을 무시한 채 순수하게 침을 놓는 지점만 관찰해보면 트리거 포인트를 찾아낸 뒤 해당 부위

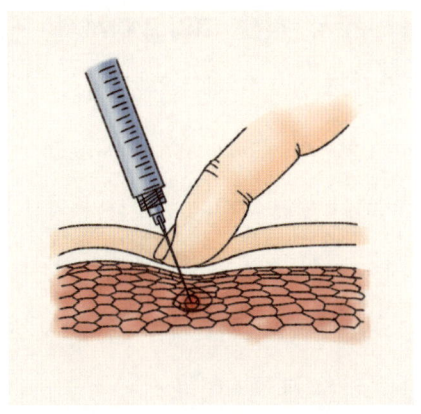
주삿바늘로 트리거 포인트를 공략하는 방법을 묘사한 개념도.

에 정확하게 자침하는 허혈성 압박의 일환으로 볼 수 있다. 침에 자극받은 근육 구축 지점은 즉시 긴장이 풀리고 트리거 포인트가 해소된다. 사실 한의학에서 '기의 순환로' 혹은 '에너지 통로'라고 주장하는 침 자리(경혈·경락)의 주행 경로를 현대의 해부학 관점에서 살펴보면 트리거 포인트가 형성되기 쉬운 '통증 호발 부위'가 다수 포함된 것이 눈에 띈다. 구석기 이후 크게 진화하지 않은 인간의 신체조건으로 미루어 보면 수천, 수만 년 전에도 지금과 거의 똑같은 근골격계의 문제가 존재했을 것이다. 그렇다면 통증으로 고통받는 사람들의 아픈 부위를 만지고 쓰다듬으면서 축적된 경험이 경혈·경락 체계로 굳어진 것은 아닌지 추측이 가능하다. 앞서 말했듯 순수하게 근골격계 측면에서 봤을 때 경혈·경락 선은 트리거 포인트 빈발 지점을 정리한 차트로 봐도 무방할 정도로 닮아 있다. 침술

	자가 마사지	침	주사요법
주체	본인	한의사	의사
방식	보존적	침습적	가장 침습적
접근성	자율적	제한적(의료기관)	제한적(의료기관)
비용	없음	고정적(급여 진료)	편차가 큼(비급여 진료)
약물 사용 여부	없음	없음	국소마취제, 보톡스
부작용	없음	통증	통증
제한 범위	없음	심부 근육 불가능	없음

마사지, 침, 주사요법 비교

에 암이나 감기를 낫게 하는 '기운'이 실려 있다는 주장은 신뢰하기 어렵지만 트리거 포인트 해소와 통증 관리에 굉장히 유용하다는 사실에는 틀림이 없다.

전자침과 주사요법은 통증의학과나 재활의학과에서 주로 행해진다. 트리거 포인트를 찾아 전류 자극을 흘려보내거나(IMS) 국소마취제 성분이 혼입된 주사액을 환부에 주입하는 방식(TPI)이다. 특히 주사요법은 현대 통증의학의 선구자인 트라벨과 사이먼스가 직접 주창하고 정리한 치료체계로 현재 가장 널리 보급된 만성 통증 질환 치료법이기도 하다.

과연 이 방법들은 환자가 직접 하는 셀프 마사지와 비교해 어떤 장단점을 가지고 있을까? 가장 큰 차이는 시간과 비용이다. 아픈 부위를 자기가 직접 찾아 실시하는 셀프 마사지는 비용과 접근성 면에서 가장 뛰어나다. 병원을 찾아가 매번 비용을 지불해야 하는 시술은 시간과 비용 면에서 부담이 된다. 더 큰 문제는 바로 통증이다. 마사지는 피부 조직 밖에서 힘만 가하는 비침습적인 방식이다. 반면, 침이나 주사요법은 살을 뚫고 들어가는 침습적 치료로서 '통증을 해결하기 위한 또 다른 통증'을 기꺼이 감수해야 한다. 특히 주사요법은 주삿바늘 자체가 근육 구축을 유발해 2~3일 정도 주사 맞은 부위에 더 큰 통증이 유발되거나 경직되는 부작용이 나타날 수 있다.

따라서 트리거 포인트를 관리하려는 환자의 입장에서 좋은 것은 비침습적이고 위험 부담이 없는 셀프 마사지부터 점차 단계를 밟아가는 것이다. 셀프 마사지로 문제가 해결된다면 가장 좋고, 그것으로 해결되지 않는다면 한의사의 침술로, 그래도 풀리지 않는다면 의사의 주사요법 순으로 치료받기를 권장한다.

마사지에 필요한 주요 준비물

━ 꼭 필요한 도구 – 공 ━

견갑대를 위해 가장 먼저 구비해야 할 마사지 도구는 다양한 종류의 '공'이다. 셀프 마사지 도구로 가장 대중적인 폼롤러를 대신해 공을 더 권하는 이유는 작은 근육들이 오밀조밀하게 모여 있는 견갑대의 특성상 '정밀 타격'이 필요해서다. 원기둥인 폼롤러가 몸에 닿는 부위는 선(Line)을 그리게 되고, 폼롤러를 굴리면 이 선이 누적되어 면(Face)을 형성하게 된다. 닿는 면적이 넓어진다는 말은 압력이 분산된다는 뜻이다. 반면에 공은 몸에 닿는 부위가 점(Point)이기 때문에 '핀 포인트'에 가까운 압력을 가할 수 있다. 공 마사지가 손가락 끝으로 누르는 지압법이라면 폼롤러는 손바닥이나 팔뚝으로 밀어주는 경찰법에 가깝다(p.59 '주요 마사지 테크닉' 참고). 그러니 이미 폼롤러를 구비했다 하더라도 견갑대 마사지를 실시하고

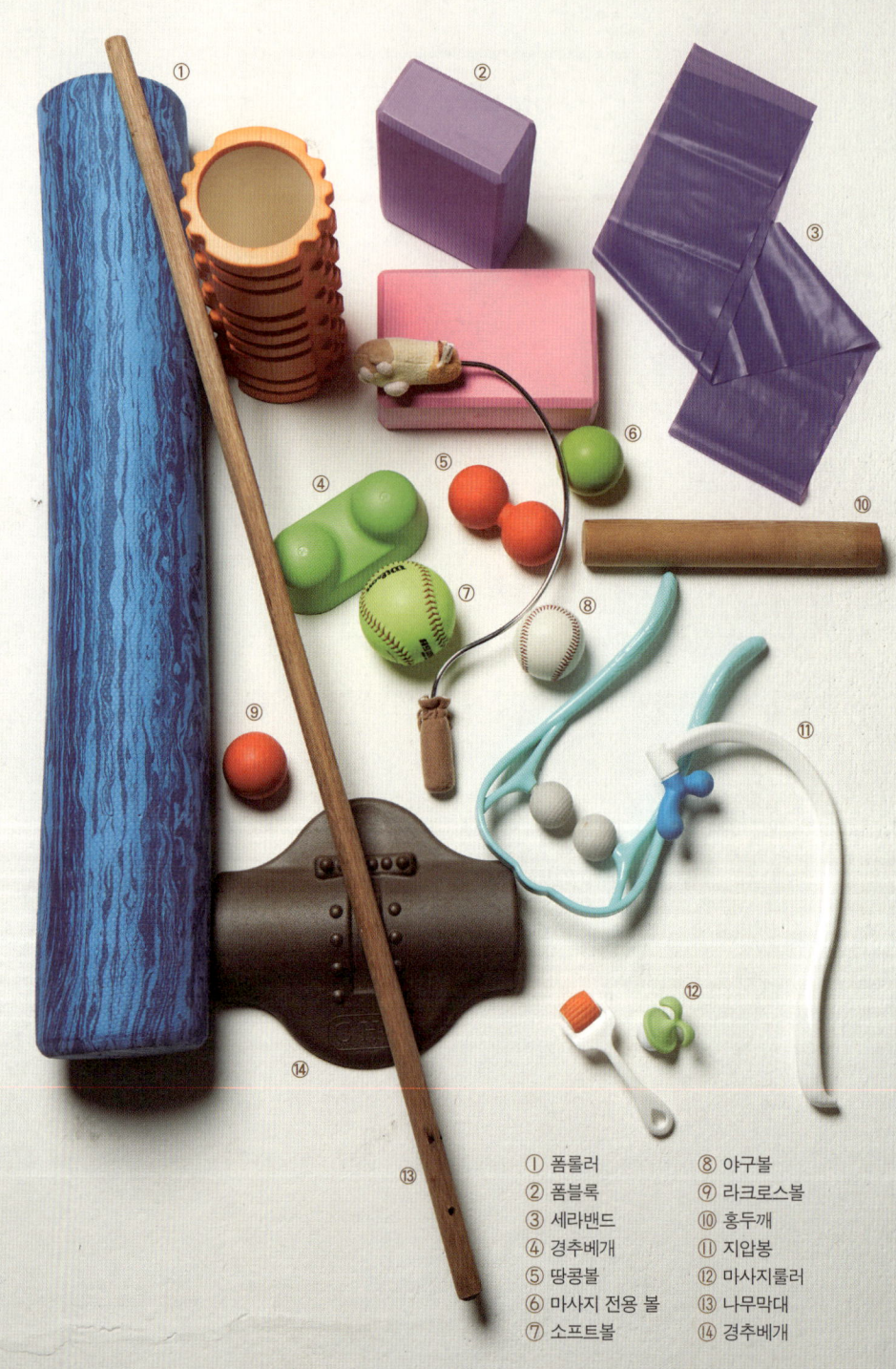

① 폼롤러 ⑧ 야구볼
② 폼블록 ⑨ 라크로스볼
③ 세라밴드 ⑩ 홍두깨
④ 경추베개 ⑪ 지압봉
⑤ 땅콩볼 ⑫ 마사지롤러
⑥ 마사지 전용 볼 ⑬ 나무막대
⑦ 소프트볼 ⑭ 경추베개

자 한다면 공을 따로 준비한다. 공은 마사지 부위에 따라 여러 종류가 필요한데 기본적으로 '사람 손으로 누르는 것 같은 적당한 강도와 탄성력'을 갖추고 있어야 한다. 피트니스 용품 전문매장에 가보면 다양한 마사지 전용 공들이 있지만 가격대가 부담스럽거나 해외 직구 등의 번거로운 과정을 거쳐야 하는 경우가 많다. 따라서 실생활에서 구하기 쉬운 공을 활용하는 것을 권장한다.

● 테니스공

가장 친숙하고 저렴하다. 공 마사지는 처음엔 크고 부드러운 것으로 시작해 점차 작고 딱딱한 걸 찾는 경향이 있다. 마사지가 익숙해지면 점점 타격감을 올리고 싶기 때문이다. 테니스공은 입문용으로 아주 적격이다. 가격대는 몇백 원에서 최대 몇천 원 선까지 다양하다. 가급적이면 시합에 사용되는 고급 제품을 이용하도록 한다. 공 안에 가스가 잘 충전되어 반발력과 탄성이 좋은 고급 제품일수록 사람 손으로 눌러주는 것 같은 압력을 제공한다. 또한 테니스공의 특성상 오래 쓸수록 내부의 가스가 새어 나와 강도가 줄어드니 마사지 강도가 예전만 못 하다면 새것으로 교체한다.

● 라크로스볼

라크로스는 스포츠 종목으로선 국내에 매우 생소하지만 공은 마사지 용품으로 입소문이 자자한 물건이다. 테니스공보다 작고 단단한 고무공으로, 휴대가 편리하고 정밀한 지점에 안정적인 압력을 가할 수 있다.

● 소프트볼 경식구

라크로스와 마찬가지로 국내에서 비인기 종목이지만 공은 마사지용으로 제법 수요가 있다. 내부에 코르크가 충전된 심재를 합성고무 등으로 둘러싼 구조로 크기가 크고 상당히 딱딱하다. 이 공으로 마사지하면 누군가가 팔꿈치로 꾹꾹 눌러주는 것 같은 효과를 느낄 수 있다.

● 골프공

몹시 작고 딱딱하기 때문에 마사지에 익숙해진 사람들이 족저근막과 같이 두껍고 질긴 피부 조직을 자극하고 싶을 때 애용한다. 크기가 작고 깊은 곳에 위치한 견갑대의 심부근을 지압할 때도 자주 사용된다.

● 땅콩볼

크기가 같은 공 2개를 연결한 모양의 공으로 견갑골 사이나 뒤통수, 목 부위를 마사지하기에 좋다. 기성품을 구매하지 않고 크기가 같은 공 2개를 직접 덕트 테이프(Duck Tape)로 연결하거나 양말, 스타킹 등에 넣어 사용해도 좋다.

━ 꼭 필요한 도구 - 갈고리형 지압봉 ━

갈고리 모양으로 휘어진 막대기로 양 끝에 작은 돌기와 손잡이가 있어 사용의 편의성을 돕는다. 좀처럼 닿기 어려운 등 뒤의 마사지 포인트를 혼자 힘으로 해결할 수 있게 하는 매우 유용한 도구다. 견갑대의 통증 관리를 위해 반드시 필요한 물품이다. 가격대가 천차만별인데 1000원 정도 하는 효자손 형태의 갈고리 지압봉부터 해외 구매대행을 통해 구할 수 있는 몇만 원짜리 전용 제품까지 다양하다. 그러나 효과와 휴대성 등을 고려했을 때 생활용품 매장에서 판매하는 5000원짜리 플라스틱 제품 정도면 충분하다. 일상 속 대체품으로 갈고리 모양의 장우산 손잡이를 이용하는 방법도 있다.

━ 꼭 필요한 도구 - 요가매트 ━

견갑대 주변 근육들의 위치상, 도구를 등에 대고 누워 체중을 이용해 마사지하는 방식이 많이 사용된다. 이때 사용하는 마사지 도구는 앞서 살펴봤듯이 주로 공인데, 잠깐 방심해서 힘 조절을 잘못하면 마사지 포인트에 맞추어놓은 공이 엉뚱한 방향으로 굴러가서 곤욕을 치를 수 있다. 약간의 쿠션을 가진 요가매트를 구비해 공을 쿠션에 '박아 넣는' 방식으로 고정시킨 뒤 그 위에 눕는 용도로 활용하면 좋다.

━━ 필수는 아니지만 있으면 좋은 도구 – 폼블록과 트랙 ━━

EVA나 폴리우레탄 소재로 된 벽돌 모양의 폼블록(Foam Block)은 필수는 아니지만 있으면 유용하다. 원래는 요가 자세를 잡기 위한 받침대나 손잡이 등의 용도로 활용되는데 마사지 보조도구로도 사용할 수 있다. 자신이 가진 공의 크기가 작고 몸의 굴곡 때문에 특정 지점에 닿지 않을 때 높이를 맞추는 용도로 활용하면 좋다. 비슷한 물건으로 홈이나 고랑이 파인 '트랙'이라는 마사지 전용 블록도 있다. 일상 속의 대체용품을 찾는다면 두꺼운 책이 적절하다.

━━ 필수는 아니지만 있으면 좋은 도구 – 폼롤러 ━━

자기 체중을 이용해 강도를 조절하는 자가근막이완(SMR) 마사지에 꼭 필요한 폼롤러(Foam Roller). 그러나 견갑대 마사지에서는 필수품이 아니다. 기능 면에서 제한이 따르기 때문에 있으면 좋으나 없어도 무방하다. 소재와 유형이 다양해 어떤 제품을 선택할지 몰라 고민하는 이들에게 팁을 주자면, 소재 면에선 EVA가 제일 무난하며 크기는 45cm의 하프 사이즈 하나면 충분하다. 90cm짜리는 가격도 비싸고 공간도 많이 차지한다. 버티컬 롤링 같은 몇 동작 외에는 딱히 활용도도 떨어지므로 하프 사이즈로 시작하기를 권한다.

주요 마사지 테크닉

근육의 일반적인 구조는 다음과 같다. 마사지 효과를 극대화하려면 각 근육의 위치를 아는 것도 중요하지만 근육 자체의 구조를 이해하는 것도 중요하다. 근육덩어리에서 가장 도톰해 촉진하기 쉬운 힘살(근복)과 뼈에 부착되는 양 끝점(기시부와 종지부), 근육결의 진행 방향 등에 대해 알아보자.

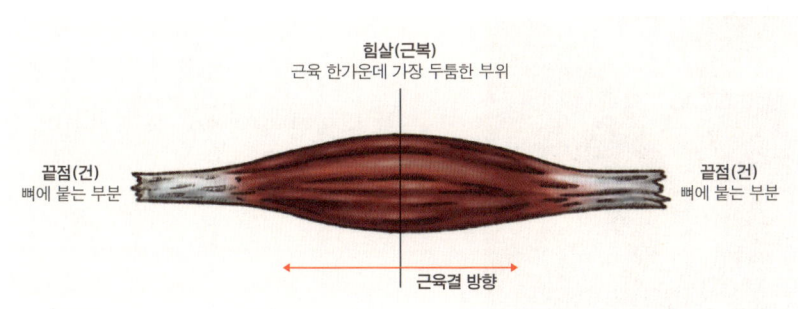

● 압박

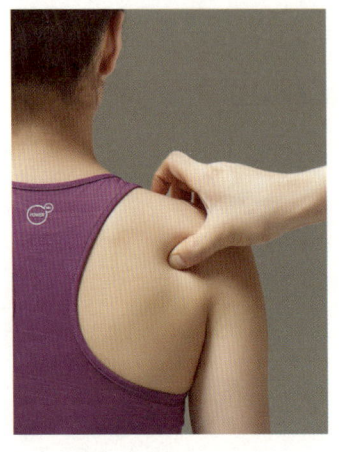

트리거 포인트 마사지의 기본은 '허혈성 압박'이라는 사실을 앞에서 확인한 바 있다. 마사지의 기본은 촉진으로 확인한 압통점을 꾸욱 눌러주는 것이다. 압력이 부족하거나 깊이가 있는 지점은 한 손가락이 아닌 '보강된 두 손가락(Reinforced Finger)' 기법을 이용해 더욱 강하게 눌러준다. 셀프 마사지로 할 때에는 공이나 지압봉을 이용해 해당 지점을 찔러주는 방식으로 실시할 수 있다.

● 비비기

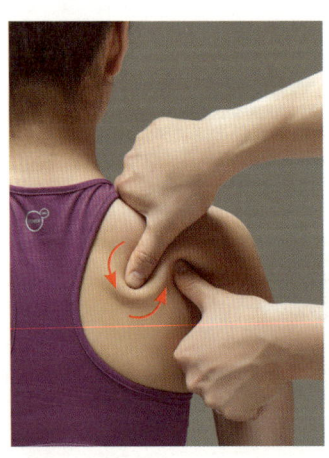

지압을 한 상태에서 손가락을 비비거나 흔들어 진동을 가하는 기법. 셀프 마사지에서는 공을 이용해 트리거 포인트를 압박한 상태에서 몸을 흔들어 실시한다.

● 훑기(경찰법)

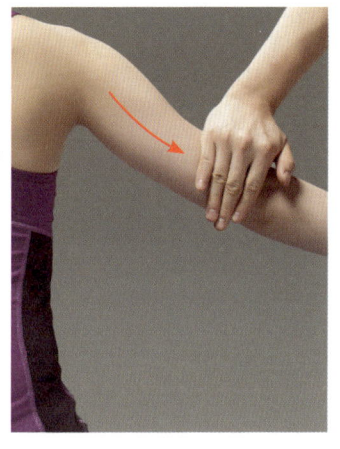

손바닥이나 아래팔의 바깥쪽과 같이 비교적 넓은 부위를 이용해 마사지할 근육을 가볍게 눌러준 상태에서, 압력을 유지하며 근육결을 따라 쭉 훑어주는 방식이다. 셀프 마사지에서는 폼롤러나 마사지 스틱을 이용해 실시할 수 있다.

● 튕기기

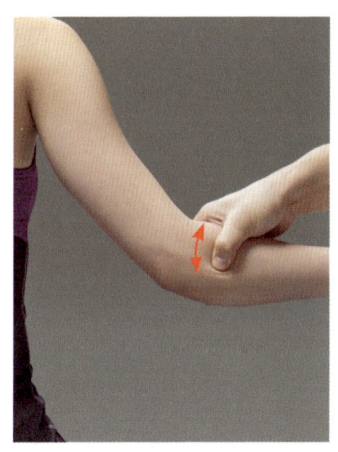

마사지보다는 특정 근육을 찾는 탐색 기법으로 주로 사용된다. 손끝으로 근육을 더듬어 나가다 근육군 내에서 가장 두툼한 힘살 부위를 중심으로 근육결의 수직 방향으로 손가락을 튕겨준다. 셀프 마사지에서는 자기 손이 직접 닿는 부위에 한해 엄지손가락을 이용해 실시한다.

● 집기

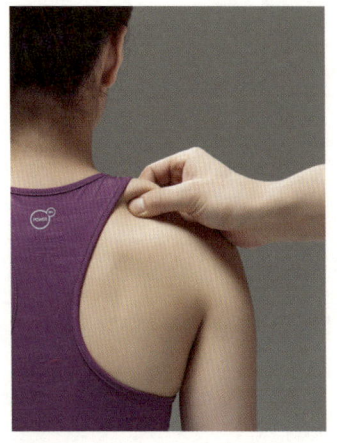

흉쇄유돌근이나 승모근같이 돌출된 근육 내에 형성된 트리거 포인트를 엄지와 검지로 정확하게 꼬집듯이 압박해 주는 방법. 꼬집는 부위는 근육의 중앙부인 힘살 부위가 애용된다. 셀프 마사지에서도 똑같이 실시한다.

● 갖다 대기

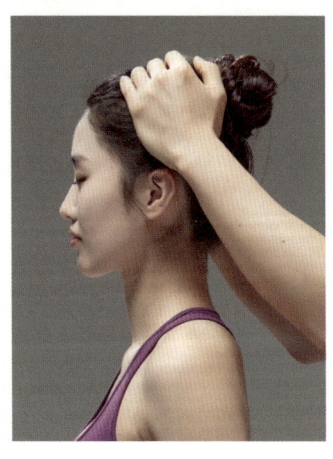

주로 얇고 연약한 안면부 근육에 사용되는 테크닉이다. 손끝이나 손바닥을 마사지할 부위에 갖다 댄 채로 가만히 있는다. 이 상태를 유지하고 있으면 근육이 풀리면서 마치 녹는 것 같은 느낌을 받기도 한다. 셀프 마사지에서는 자신의 손바닥을 갖다 대거나 아주 부드러운 공을 받쳐주는 것으로 실행한다.

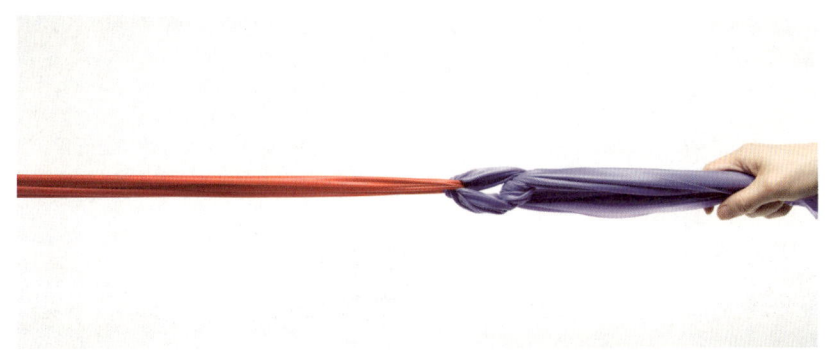

고무줄을 잡아 늘려도 매듭 부분은 늘어나지 않는다.

● 고정 후 늘리기

트리거 포인트가 형성된 근육은 움직임이 제한된다. 이런 문제가 발생하면 사람들은 해결책으로 '유연성 운동'이라 불리는 정적 스트레칭을 가장 먼저 떠올린다. 그러나 여러 차례 확인했듯이 트리거 포인트가 구축된 근육을 치료하는 데 가장 효과적인 방법은 스트레칭이 아니라 마사지다. 서로 굵기가 다른 두 고무줄을 매듭지어 양 끝을 잡아당겨보자. 매듭을 기점으로 굵은 고무줄은 좀처럼 늘어나지 않고 가늘고 약한 고무줄은 계속 늘어나는 것을 관찰할 수 있다.

　트리거 포인트란 근육 내에 형성된 '매듭'과도 같다. 딱딱한 매듭이 형성된 근육을 풀겠다고 스트레칭해봐야 매듭은 그대로고 주변의 다른 부위만 대신해서 늘어난다. 스스로 회복할 능력을 상실한 근육이 풀리도록 외부에서 가해지는 작용, 이것이 트리거 포인트를 해소할 때 활용되는 마

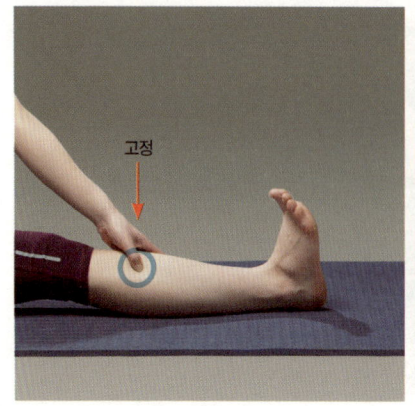 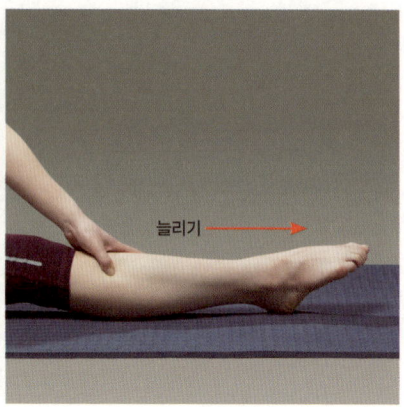

정강이에서 발목으로 연결된 근육에 '핀 & 스트레치' 기법을 적용하는 모습.

사지의 의미다. 그런데 만약 매듭 부분을 꾹 누른 상태에서 고무줄을 잡아당긴다면 어떤 일이 벌어질까? 이것이 마사지와 스트레칭이 동시에 이루어지는 '고정 후 스트레칭(Pin&Stretch)' 기법의 원리다.

　트리거 포인트가 형성된 지점을 촉진해 손이나 공으로 눌러놓은 상태에서 해당 근육을 스트레칭하면 훨씬 더 빠르고 확실하게 트리거 포인트를 풀 수 있다. 능동적인 방법(스트레칭)과 수동적인 방법(마사지)이 결합된 이 방식은 물리치료의 한 분파인 '연부조직이완기법(STR)'에서 매우 애용되는 필살기로 마사지와 스트레칭을 각각 실시하는 것보다 훨씬 능률적이다. 셀프 마사지로도 실행 가능한 기술로서 앞으로 적극 활용하게 될 것이다.

● **마사지할 때 주의사항**

마사지의 최대 원칙은 다음과 같다. '뼈를 피해서 근육을 누른다.' 이를 위해 우리는 다음 장에서 '랜드마크' 역할을 할 어깨의 구조물들과 근육들을 숙지할 것이다. 자기 몸을 대상으로 촉진하여 마사지 기술을 부단히 연마하도록 한다.

셀프 마사지의 최대 의의는 강도와 횟수, 시간대를 스스로 설정할 수 있다는 자율성에 있다. 미숙한 시술자 때문에 마사지를 받으며 아프거나 불쾌했던 경험을 떠올려보라. 이를 자청할 이유가 전혀 없다. 그런가 하면 강할수록 좋고, 아플수록 정확한 시술이라고 생각해 멍이 들 정도로 마사지에 열중하는 이들도 있는데, 이는 명백히 잘못된 접근이다. 아프면 잘못된 것이다. 스스로 감당할 수 있을 정도의 '쾌감에 가까운 신음 소리'만 터지게 하라.

어느 정도의 압력을, 얼마나 가할 것인지에 대한 가이드는 p.45 '허혈성 압박' 단락과 p.48 박스 글을 참고한다. 굳이 정량적인 기준을 찾자면 마사지는 촉진보다는 다소 무겁게, 한 부위에 최대 하중 15kg까지 허용하기로 한다. 다음 날 마사지를 한 부위가 붓거나 멍이 드는 부작용이 생기지 않게, 한 번에 많이 하기보다는 자주 여러 번 실시하는 데 초점을 맞추도록 한다.

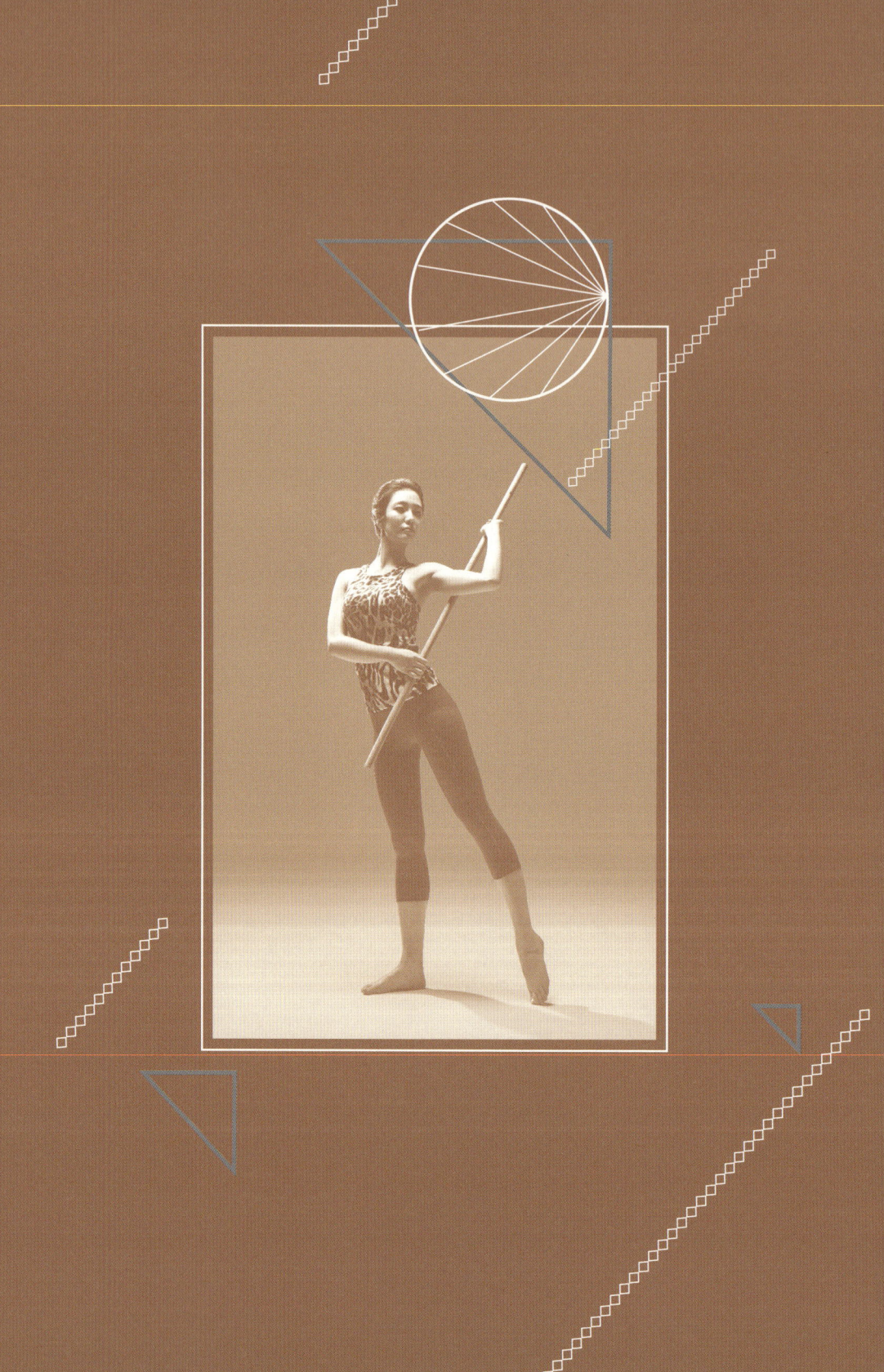

2장

촉진을 위한 교양 해부학

아무 곳이나 주무른다고 근육이 풀리지 않는다. 트리거 포인트를 촉진하고 셀프 마사지로 통증을 관리하기 위해선 해부학을 알고 있어야 한다. 해부학을 알고 있다고 아픈 몸이 낫는 것은 아니지만 몸을 바라보는 시선은 달라진다. 견갑대에 대해 집중적으로 알아본다.

해부학 개론

해부학은 시작부터 진입 장벽이 느껴지는 학문이다. 그러나 트리거 포인트를 촉진해 셀프 마사지로 통증을 관리하기 위해선 반드시 필요한 배경지식이기도 하다. 본격적인 통증 관리에 앞서 해부학 공부가 필요한 이유는 다음으로 설명된다.

"아는 만큼 보인다. 보이지 않는 것을 느낄 순 없다.
느껴도 지나치게 된다."

해부학 지식을 습득한다고 해서 아픈 몸이 바뀌지는 않는다. 그러나 몸을 바라보는 시선은 바뀐다. 트리거 포인트를 관리하려면 문제를 일으킨 근육들을 정확하게 짚는 촉진 능력이 필수다. 이런 능력은 무작정 자기

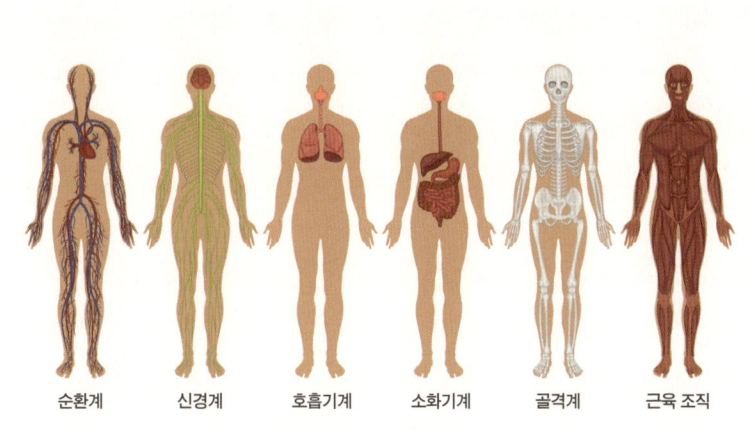

순환계, 신경계, 호흡기계, 소화기계, 골격계, 근육 조직을 나타낸 그림.

몸을 여기저기 주무른다고 얻어지지 않는다. 목표물이 무엇인지 알고 접근하는 것과 장님 문고리 잡기 식으로 더듬어 가는 것은 과정뿐 아니라 결과 면에서도 큰 차이를 낳는다. 목표에 대한 지식은 과정과 노력을 단축시키고 명확한 목표 설정과 논리적인 해결책의 밑바탕이 된다. 그러니 부담과 선입견을 버리고 도전해보자.

해부학은 의사나 물리치료사 같은 의료인만 공부한다는 통념과 달리 다른 직업군에서도 연구되고 활용되는 실용 학문이다. 만화가나 일러스트레이터는 인물의 동세와 비례를 정확하게 묘사하기 위해 인체해부학을 공부하고, 인류학의 분과인 생물인류학(체질인류학)과 고인류학, 영장류학 연구자들도 인체해부학을 공부한다. 교양 차원에서 누구나 배울 수 있고 일단 배워두면 일상생활에서 큰 도움을 받을 수 있는 실용적인 지식이다. 다행스러운 점은 학습 부담이 생각만큼 크지 않다는 사실이다. 일반적인 해부학 커리큘럼은 제일 먼저 골격을 외우고, 각 뼈대에 부착되는 근육·인대·건을 외우고(이를 통틀어 근골격계라고 부른다), 근골격계를 움직이는 전신의 회로망인 신경계를 외우고, 신경계만큼이나 복잡하게 뻗어나간 순환계(혈관)를 외우고, 호르몬을 분비하는 내분비계 및 림프계 등을 익혀 최종적으로는 인체의 생명 활동 전반을 이해하기 위해 생리학으로 귀결된다. 이러한 교과 과정에 통달해 인체를 총체적으로 이해할 수 있다면 더없이 좋겠지만, 일반인에게는 현실적으로 벅차다. 따라서 우리는 통증 관리라는 실용적인 목표를 달성하는 데 필요한 최소한의 근골격계, 그중에서도 '어깨'로 통하는 인체 부위인 견갑대의 주요 구성에 대해서만 집중적으로 알아본다.

어깨의 다른 이름
견갑대

어깨가 아프다고 호소하는 사람들은 정말 많지만 막상 만나서 각자의 고충을 털어놓다 보면 '서로 같은 곳을 바라보고 있는 줄 알았는데 실은 다른 곳을 바라보고 있던 경우'가 많다. 사실 해부학 지식을 갖추지 못한 대다수의 사람들은 윗등, 목, 위팔로 구분해서 불러야 할 부위들까지 모조리 뭉뚱그려 '어깨'라고 부른다. 이 같은 현상은 매우 의미심장하다. 겉보기엔 단순히 무지에서 비롯된 혼동으로 보이지만 기능적(Functional)으로 봤을 때는 현실을 잘 반영한 표현이기 때문이다. 어떻게 이런 역설이 가능할까?

  사람들은 인체를 부위별로 나누어 살펴보는 것을 좋아한다. 머리, 목, 어깨, 팔(팔 가운데서도 다시 위팔과 아래팔), 가슴, 허리, 배, 엉덩이, 허벅지, 다리, 손, 발…. 시험을 앞두고 필기한 내용을 체계적으로 외우기에 효과

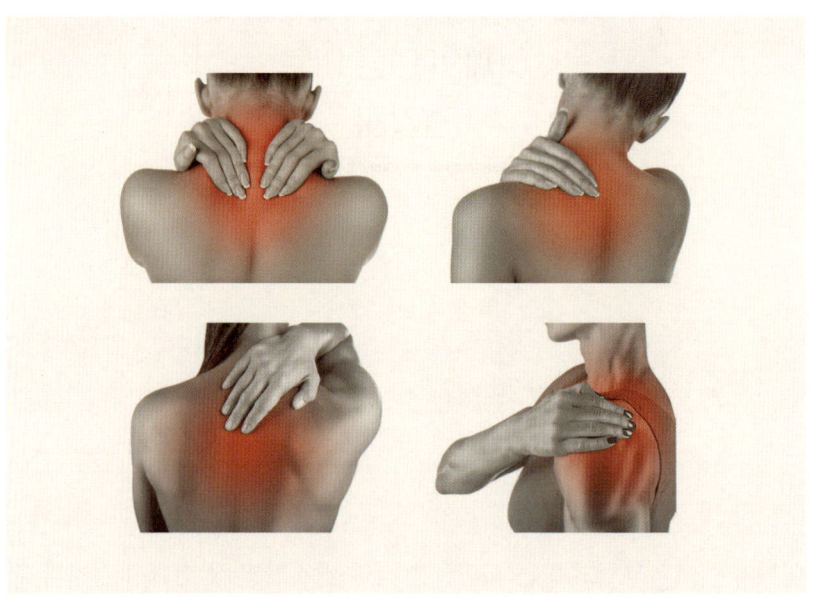

사람들은 목, 등, 팔 등으로 세분할 수 있는 부위를 뭉뚱그려 '어깨'라고 표현한다.

적인 방식이다. 하지만 이런 분할적인 사고방식은 죽어 있는 해부학 표본을 분석하기에는 편리할지 몰라도 살아서 움직이는 사람의 몸에 적용하기에 좋은 방식은 아니다. '움직임'이라는 화두를 놓고 봤을 때 어깨란 단순히 날갯죽지 인근의 볼록 솟아오른 봉우리를 뜻하지 않는다. 우리가 생각하는 것보다 훨씬 크고 복잡한 신체 부위다. 인체의 가장 큰 관절인 고관절(골반부)에 대응하는 '상체의 고관절'이라 불러 마땅한 거대한 복합체다. 견갑골(어깨뼈)을 중심으로 인근에 존재하는 근육과 신경들은 몹시 유기적으로 연결되어 있어서 한 부위만 따로 떼어 말하기가 어렵다. 이러한

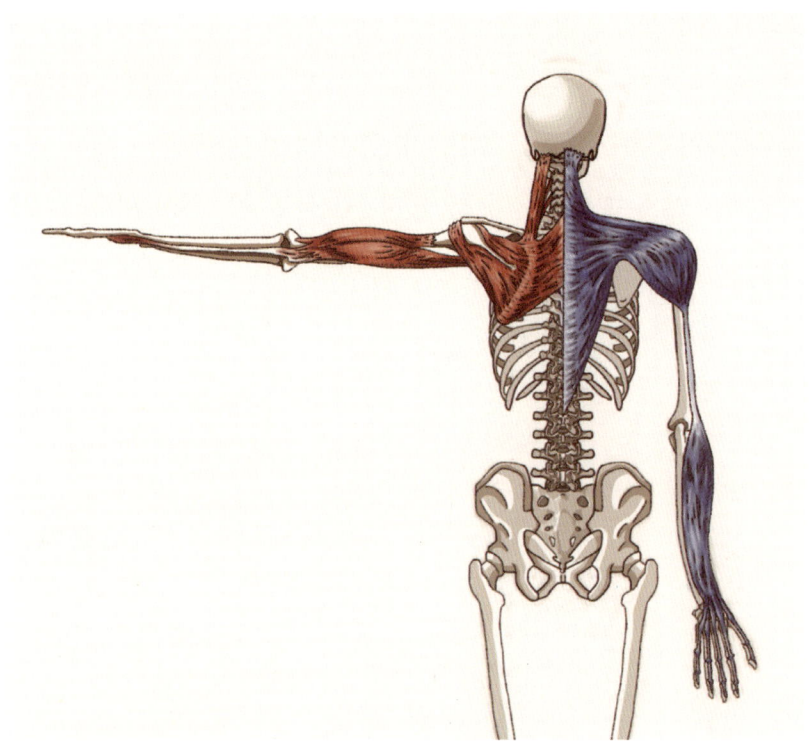

움직임을 기준으로 본 기능적 단위로서의 어깨. 파란색으로 표현된 근육-근막-골격 전체가 하나의 단위인 '견갑대'를 의미하고, 빨간색은 보다 깊은 곳에 위치한 근육이다.

인식을 반영한 표현이 견갑대(Shoulder Girdle)다. 인체의 신경망이 출발하는 목에서부터 손끝까지를 하나로 연결된 거대한 덩어리로 보는 관점이다. '기능적 단위(Functional Unit)'라는 이름으로 이들을 한데 묶을 수 있는데, 고정된 구조물로서가 아니라 유기적으로 함께 살아 움직이는 덩어리라는 뜻이다. 어깨란 단순히 팔과 날갯죽지가 만나는 지점이 아니라 머리와 팔을 포함한 상체를 통째로 감싼 '거대한 덮개'에 가까운 개념이다. 특히 어깨의 움직임은 목과 세트화되어 있다. 이런 이유로 어깨에서 발생하는 통증은 어깨의 문제만이 아닌, 목과 등에서 연유하는 것일 수도 있고 목이 안 좋아서 등과 어깨로 퍼져나간 것일 수도 있다. 따라서 어깨라는 말보다는 통합적이며 기능적인 단위를 뜻하는 '견갑대'에 익숙해지도록 노력하자.

견갑대를 구성하는 주요 골격

견갑대는 늑골(갈비뼈)로 만들어진 새장 모양의 흉곽 위에 주걱 모양의 넙적한 견갑골(어깨뼈)이 덮개처럼 얹혀 있는 형태다. 내내 근육을 이야기하다 골격을 소개하는 이유는 상대적으로 찾기 쉬워서다. 근육은 뼈에 비해 촉진하기 어렵다. 물컹한 데다 자세에 따라 모양도 변하고 피부로 덮여 있어 초보자에겐 명확한 구분이 쉽지 않다. 반면에 뼈는 자세와 상관없이 모양이 유지되고 딱딱하기 때문에 촉진으로 쉽게 알아챌 수 있다. 이런 연유로 근골격계 촉진에서는 몇 개의 특징적인 뼈들을 랜드마크(Landmark, 이정표)로 설정한 뒤 인접한 근육을 찾는 기준점으로 활용한다. 근육의 위치를 파악하는 절댓값 대신 일종의 '상대 좌표'가 되는 셈이다. 랜드마크로 활용되는 대표적인 골격들은 다음과 같다.

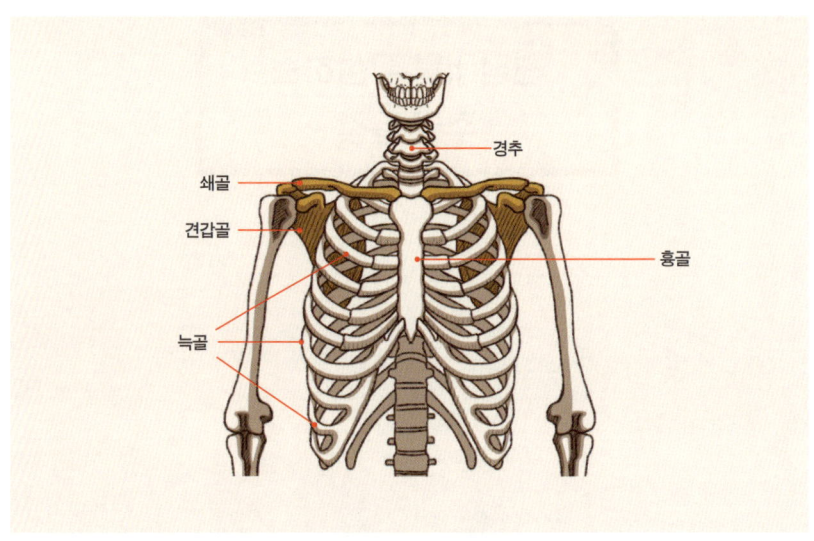

견갑대 전체(Shoulder Girdle).

● 견갑골(Scapular, 어깨뼈)

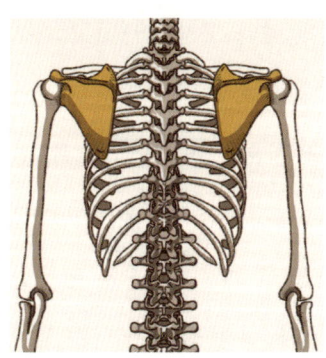

날개뼈, 어깻죽지, 날갯죽지 등으로 불리는 역삼각형 모양의 뼈. 견갑대의 핵심 골격으로 어깨를 움직이는 주요 근육들이 붙어 있다. 촉진을 위해 알아둬야 할 랜드마크는 등 뒤 견갑골 한가운데에 툭 튀어나온 '가시'다.

● 경추(Cervical Vertebra, 목뼈)

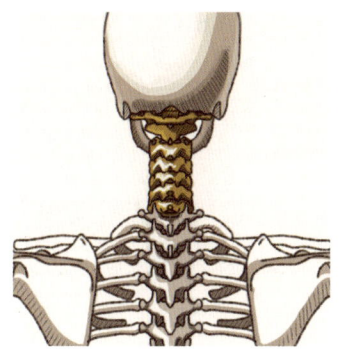

척추뼈(Vertebra, 등뼈) 가운데 가장 꼭대기에 있는 7개의 뼈를 '경추'라 부른다. 뇌에서 뻗어 나온 신경다발이 온몸으로 갈라지는 교차로와 같은 곳으로, 목과 등이 만나는 지점을 쓰다듬어 보면 툭 튀어나온 뼈 돌기들을 쉽게 찾을 수 있다. 경추 가운데 가장 아래쪽에 위치한 7번 경추의 극돌기 부분이 등과 목이 경계를 이루는 랜드마크다.

● 늑골(Ribs, 갈비뼈)

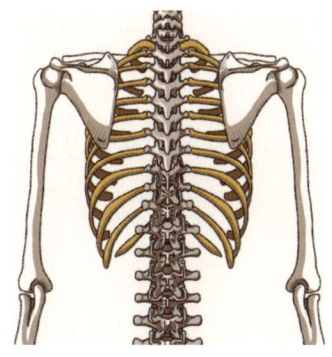

옆구리를 쓰다듬었을 때 만질 수 있는 고리 모양의 뼈. 늑골 안쪽 공간의 형태는 마치 짐승을 가두는 철창을 연상시킨다고 하여 '갈비우리(Rib Cage)'라 불린다. 안에는 인체의 생명 유지에 필수적인 장기(심장, 폐 등)들이 담겨 있고 이를 보호한다. 누구나 쉽게 촉진할 수 있으나 딱딱한 뼈끝에 닿을 때 아픔을 느낄 수 있어 부드럽게 접근해야 한다.

● 쇄골(Clavicle, 빗장뼈)

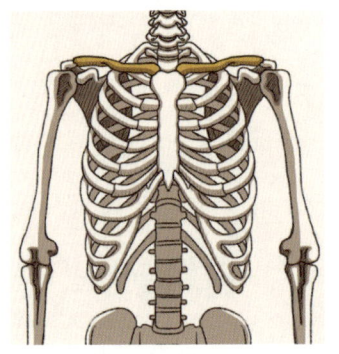

'뇌쇄적인 쇄골라인'이라는 제목의 연예 기사에서 자주 접한 만큼 익히 알고 있어서 쉽게 찾을 수 있는 뼈. 칼라 본 (Collar Bone)이라는 영어명이 말해주듯 옷깃처럼 흉골에서 견갑골까지 목을 둘러싸고 있다.

● 흉골(Sternum, 복장뼈)

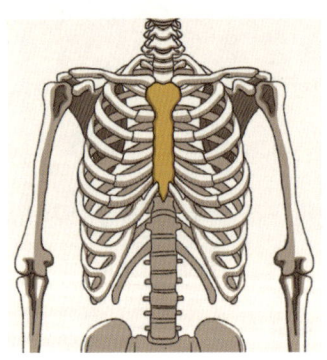

몸 중앙의 좌우 쇄골이 만나는 지점을 손끝으로 가볍게 눌러보면 작은 파임(notch)을 느낄 수 있고 거기서 훑어 내려가면 명치에서 끝난다. 이 끝 지점은 심폐소생술 시 압력을 가하는 부위로도 잘 알려져 있다.

결합조직에 대한 이해

근골격계를 구성하는 구조물은 뼈와 근육이 전부가 아니다. 인체에 가장 광범위하게 분포되어 뼈와 근육 사이의 중재 역할을 하는 결합조직(Connective Tissue)의 역할과 특징에 대해서도 짚고 넘어갈 필요가 있다.

● 인대(Ligament)

뼈와 뼈 사이를 연결하는 질긴 섬유다발이다. 축구 선수들의 부상 소식에 자주 등장하는 '십자인대', 야구 선수들이 받는 팔꿈치 인대 재건 수술인 '토미존 수술'이 바로 인대 파열로 인한 것이다. 인대는 이완 상태에서 잡아당겼을 때 근육보다 더 질긴 탄력(수동 장력)을 갖고 있다. 우리 몸의 관절들이 제멋대로 움직이지 않는 것은 관절의 뼈를 단단히 붙잡고 지탱해 주는 인대 덕분이다. 인대가 탄성력에 한계 이상의 스트레스를 받아 손상

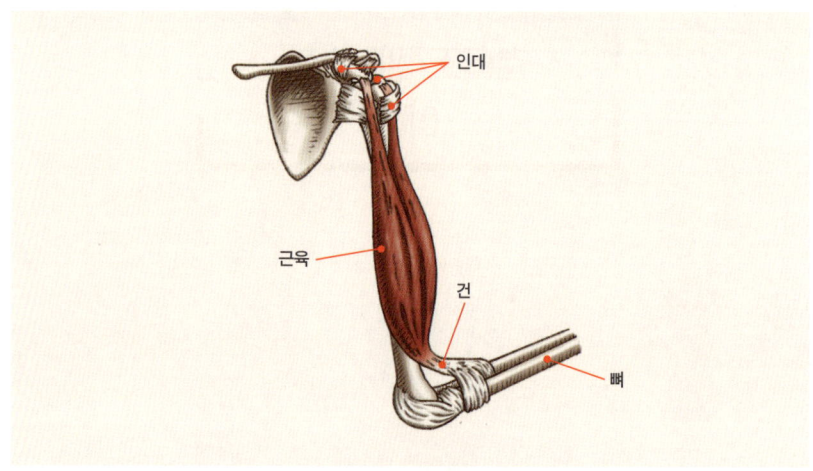

뼈와 근육 사이의 중재 역할을 하는 인대와 건

되는 것을 염좌(Sprain)라 부르는데 계단을 헛딛거나 미끄러지면서 발목을 접질리는 경우가 대표적이다.

● 건(Tendon)

인대와 성질이 비슷하나 근육과 뼈를 연결하는 결합조직이다. 좀 더 정확히 표현하면 뼈의 바깥 면인 골막과 근육의 바깥 면인 근막의 가교 역할을 하는 조직으로, 인대는 뼈와 뼈를 연결하고 건은 뼈와 근육을 연결한다는 차이가 있다. 흔히 힘줄이라 불리며, 인대와 혼동되는 경우가 많지만 엄밀히 구별해야 한다. 우리가 익히 아는 '아킬레스건'이 대표적인 건이다.

　뼈와 근육을 팽팽하게 잡아당겨서 생기는 '장력'이 존재하기 때문에 건을 다치면 매우 고통스럽다. 갑자기 과도한 힘을 주었을 때 근육 파열과 동반해 건이 끊어지거나 찢어지는데 장력 때문에 근육결을 따라 계속 당겨지기 때문이다. 특히 완전히 끊어진 경우에는 몸속으로 '말려 들어가는' 느낌을 받게 되며, 수술로 재연결하지 않는 이상 기능 회복이 어렵다. 누아르 영화에서 복수를 위해 원수의 아킬레스건을 끊는 장면이 클리셰로 애용되는 건 이런 이유에서다.

● 관절(연골)

관절은 '뼈와 뼈가 서로 맞닿는 면'을 의미한다. 관절은 결합조직이 아니고 정확히 말하면 관절 면에 위치한 연골, 섬유륜, 관절낭 등의 쿠션들이 결합조직인데, 편의상 이들을 관절로 취급하는 경우가 많기 때문에 함께 묶었다. 흔히 '도가니'라고 표현하는 연골도 결합조직의 일종이다. 관절은 명백히 소모품이다. 마모된 뒤에는 사실상 복구할 방법이 없다. 소중히 아껴 쓰도록 하자.

● 근막(Fascia)

근육을 덮고 있는 얇은 콜라겐 막으로 형성된 주머니로, 현대 피트니스와 통증의학, 재활치료 분야에서 활발하게 논의되고 있는 화두다. 단순히 근육을 감싸고 있는 주머니가 아니라 우리 몸 전체의 텐션과 외형을 결정짓는 핵심적인 구조물로 각광받고 있다. 근막에 대한 구체적 논의는 전작

《바른 몸이 아름답다》에서 다루었기 때문에 여기선 생략한다.

　이 결합조직들은 공통적으로 회백색을 띠고 있다. 혈관과 거리가 멀어 혈액을 거의 공급받지 못해 나타나는 특징이다. 이는 결합조직을 다치게 되면 유달리 회복이 더디고 후유증이 길게 갈 수 있다는 암울한 뜻도 된다. 혈관이 많이 발달한 근육은 혈액을 통해 에너지를 공급받고 노폐물이 바로 제거되기 때문에 회복 능력이 좋다. 스트레스에 강할뿐더러 운동으로 인한 미세 파열은 물론 심각한 스포츠 상해까지 쉽게 회복되는 편이다. 그러나 결합조직의 처지는 다르다. 혈관을 통한 직접 공급 대신, 인근 체액의 농도 차에 의한 '확산'에 의존해 영양 공급을 받기 때문에 한 번 손상되면 회복이 느리다. 쉽게 말해 근육은 쓸수록 강해지지만 관절은 쓸수록 닳아 없어진다. 그러니 항상 부상에 유의하도록 하자.

칼 럼

'인대가 늘어났다'는 거짓말

발목을 접질리거나 손가락이 꺾여 병원을 찾아 본 경험은 누구나 한 번쯤 있을 것이다. 가장 먼저 엑스레이부터 찍고 검사 결과에 대해 의사가 간단히 브리핑한다. "다행히 뼈에는 이상 없고, 인대가 조금 늘어난 것 같으니 찜질 좀 해주고 며칠 푹 쉬세요." 일종의 관용구처럼 통용되는 '인대가 늘어났다'는 말은, 엄밀히 따져보면 거짓말이다. 인대는 그런 식으로 늘어날 수 없고 설령 늘어난 상태라 하더라도 엑스레이상에 나타나지 않는다.

엑스레이 사진에서 밀도가 높은 부분은 하얗게, 밀도가 낮은 부분은 검게 나타난다. 뼈를 기준으로 보면 하얀 부분은 튼튼한 치밀뼈, 까맣게 잠식된 부분은 골절로 인해 벌어진 틈이다. 그런데 인대나 건 같은 결합조직, 근육이나 피부 같은 연부조직은 뼈에 비해 밀도가 한참 떨어져 사진상에 거의 나타나지 않는다. 애초에 인대나 근육의 상태를 진단하는 수단으로 엑스레이는 부적합하다. 그럼에도 일선 병원에서 통증 환자에게 일차적으로 엑스레이 촬영을 실시하는 이유는, 첫째 골절처럼 확연히 눈에 띄는 심각한 상해를 걸러낼 수 있으며, 둘째 환자에게 주는 경제적 부담이 작은 검사이고, 셋째 검사 결과가 나오는 데 걸리는 시간이 짧기 때문이다. 따라서 트리거 포인트 같은 만성통증증후군 때문에 병원을 찾은 환자가 엑스레이 검사 후 '당신의 병명은 ○○다'라는 식의 진단을 기대하는 건 어불성설이다. 단지 '당신의 병명이 ○○은 아니다'라는 간접적인 결론을 얻게 될 뿐이다. 만성통증증후군 진단에서 엑스레이 검사는 끝이 아니라 시작인 셈이다.

그렇다면 의사들은 엑스레이상에 나타나지 않는 인대에 대해 어떻게 '늘어났다'고 단정 짓는 것인가? 대개 간접적인 정황증거를 통해 추론하는 것이다. 대표적으로 스트레스 엑스레이 검사가 있다. 오른쪽 발목을 접질려 병원을 찾았는데 왼발을 꺾어놓고 엑스레이를 찍으라는 의사들이 있다. 이것은 왼발이 정상이라는 가정 하에 다친 오른발과 상태를 비교해보려는 의도다. 인대는 뼈와 뼈가 흔들리지 않도록 연결해주는 결합조직이니 인대가 손상되어 제 역할을 못하고 있다면 오른발은 왼발에 비해 더 심하게 꺾일 것이다. 이와 같은 정황증거를 이용해 엑스레이 사진으로도 인대의 손상 정도를 추정해볼 수 있다.

그러나 스트레스 검사나 좌우 비교도 없이 환부를 클로즈업한 사진 한 장만 펼쳐놓은 채 남들 눈에 보이지 않는 그 무언가가 자기 눈에는 보인다는 듯이 '인대가 늘어났다'고 선언하는 의사가 있다면, '설마 환자가 뭘 알겠어?' 하는 마음에 던지는 '아무 말'일 가능성이 농후하다. 물론 당신이 만난 의사가 닥터 하우스 같은 전설적인 명의일 가능성도 있지만 어디까지나 가능성일 뿐 현실성은 부족한 이야기다.

하나 더, 인대는 그런 식으로 늘어나지 않는다. 인대는 여러 가닥의 콜라겐 섬유다발이 뭉쳐진 밧줄에 가까운 형태로 근육보다 훨씬 질긴 '인장강도'를 갖고 있다. 복원력 이상의 힘이 가해지면 용수철처럼 늘어나는 게 아니라 아예 '뚝' 끊어져버리는 고무줄에 가까운 물성을 지니고 있다. 갑자기 충격을 받으면 일부분이 파열되거나 한쪽 끝부분이 골막이나 뼛조각을 물고 뜯겨져 나오는 박리 증상이 나타날 가능성이 크다. 전체 길이가 변해 느슨해진다는 발상은 인대의 특성을 고려했을 때 거짓말에 가깝다.

그렇다면 파열된 인대는 어떻게 회복시켜야 할까? 앞서 알아봤듯이 인대는 혈관이 발달하지 않아 손상되면 회복이 어렵다. 이때 인대 손상 부위를 수시로 꾹꾹 눌러 영양 공급 및 노폐물 배출을 촉진해주는 '마사지'가 빛을 발한다. 마땅한 치료제가 없는 현재로선 파열된 인대를 회복시키는 거의 유일한 솔루션이다. 인체의 자연치유력을 극대화하는 간단하면서도 돈 안 드는 치료 방법, 그것이 바로 마사지다.

근육학 개론

인체를 움직이게 할 뿐 아니라 특정 자세를 유지할 수 있도록 관절에 안정성을 제공하는 것도 근육이다. 이것은 물리적 특성인 '탄력'이 있기에 가능한 일이다. 근육은 수동적으로든 능동적으로든 본래의 길이에 비해 늘어나거나 줄어들 수 있으며, 다시 원상태로 돌아갈 수 있는 탄성력을 갖추고 있다. 따라서 근육의 핵심적인 역할은 움직임을 만들어내는 '수축'이라 할 수 있다. 섬유다발 형태의 근육은 신경의 전기 자극에 따라 길이가 짧아졌다가 원상태로 되돌아오게 된다. 이 단순한 과정에 오류가 생겼을 때 어떤 고통을 겪게 되는지는 앞서 확인한 바 있으며, 그 해결책을 찾는 게 우리의 목표이다. 근육의 생리와 특성을 알기 위해 근육들을 특정 기준에 따라 분류하고 이해하려는 노력이 필요하다.

　근육의 분류 기준은 기능, 조직학, 형태, 위치 등 다양하게 제시될 수 있

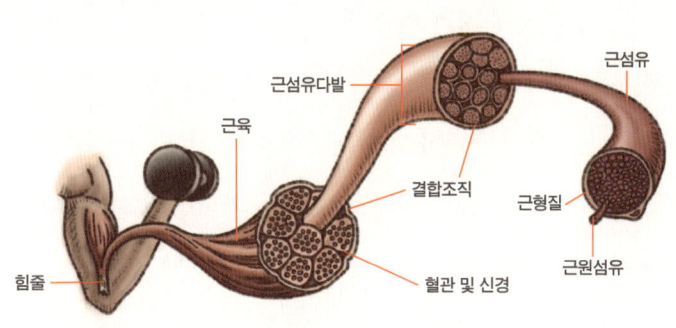

근육 구조.

다. 각 근육이 한 가지 역할만 수행하는 것은 아니므로 기준에 따라 1:1 대응을 이루지 못할 수 있다는 사실을 명심하자. 여기에 제시된 기준은 '통증 관리를 위한 마사지'에 활용하도록 실용적인 목적에 맞춰진 것이다. 근육 분류의 유일하고도 절대적인 기준이 아니라는 사실을 명심하기 바란다.

분류 기준	근육 구분	
위치	겉근육	속근육
기능	동작	자세 유지
유형	속근	지근
교정전략	운동	마사지·스트레칭

근육의 구분

겉근육과 속근육

인체의 골격근은 위치에 따라 천층부(Superficial)와 심층부(Deep)로 나눌 수 있다. 피부에 가깝고 겉으로 드러나는 구간은 얕은 층, 보다 깊어서 뼈에 가까운 구간은 깊은 층이다. 깊이의 기준은 몸의 중심부, 골격과의 거리다. 몸짱 유행으로 널리 알려진 상징적인 근육들(소위 갑빠, 알통, 식스팩 등)은 대개 얕은 층에 위치한 근육이다. 겉에서 봤을 때 쉽게 눈에 띄기 때문에 매우 친숙하다. 그러나 우리에게 중요한 근육은 육안으로는 확인할 수 없는 속근육이다.

단, 이후 등장하는 겉근육과 속근육의 분류는 해부학적 의미에서의 심배근(Deep Dorsal Muscles) 1층, 2층, 천배근(Superficial Dorsal Muscles)에 따른 분류가 아닌, 마사지를 처음 접하는 사람들의 편의를 위한 구분이다. 예

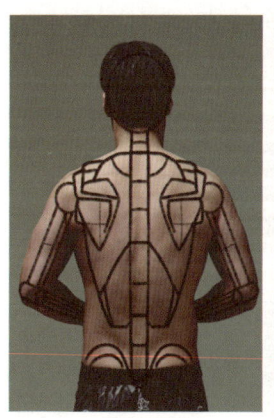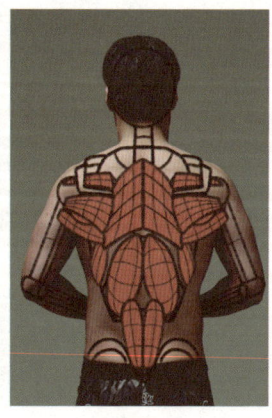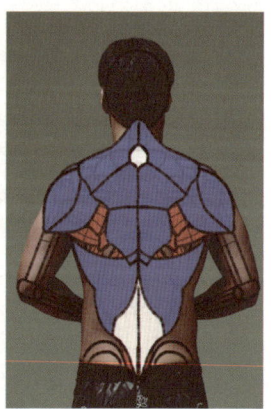

견갑대를 구성하는 뼈대, 속근육(심층부), 겉근육(천층부)의 개념도.

를 들어 능형근은 승모근과 함께 천배근으로 분류되지만 승모근 밑에 위치하기 때문에 승모근을 겉근육, 능형근을 속근육으로 구분했다.

━ 안정근과 동작근 ━

1:1 대응은 아니지만 속근육들은 대개 안정근(Stabilizer)의 역할을 하고 겉근육들은 주로 동작근(Mobilizer)의 역할을 한다. 안정근은 일명 '자세유지근(Postural Muscle)'으로 더 잘 알려져 있는데, 일정한 자세를 유지하기 위해 끊임없이 가해지는 스트레스에 대한 지구력이 강하며 주로 깊은 층에 위치해 있다. 좌우 어깨의 높낮이 변화, 다리 길이 차이, 척추 측만이나 전·후만증, 굽은 등이나 거북목, 일자목 같은 현대인의 체형 변화는 이런 작은 근육들의 과긴장과 과사용으로 발생한다.

동작근은 이름처럼 뛰고 달리고 팔을 내젓는 등 큰 움직임을 만들 때 동원된다. 트리거 포인트가 발생하는 가장 큰 원인 중 하나가 바로 안정근과 동작근 사이의 불균형이다. 일반적으로 현대인의 생활 속에서 안정근은 혹사당하고 동작근은 나태해지기 쉽다. 이런 생활습관이 쌓여 보상작용으로 발현된다.

보상작용이란?

보상작용(Compensation)이란 신체 일부가 소실되거나 정상 기능을 상실했을 때 다른 부위가 이를 대신하는 현상을 말한다. 가령 코가 막혀 입으로 숨 쉬는 축농증 환자는 떨어진 코의 기능을 대신해 입이 보상작용을 하는 것이다. 이 같은 현상은 근육에서도 일어날 수 있다. '작자 미상의 통증'에 시달리는 몸은 '근골격계의 보상작용이 누적된 결과물'이라는 설이 지배적이다. 주목해야 할 점은 특별한 사고나 질병을 앓은 적이 없어도 이 같은 현상이 나타난다는 것이다. 이는 운동 부족으로 인해 일상의 기본 습관이 잘못되었기 때문이다.

움직일 기회가 줄어든 현대인들은 유아 시절엔 너무나도 당연했던 걷기, 달리기, 앉았다 일어서기 등의 단순 동작을 제대로 못 하는 경우가 많다. 대표적인 예는 보행으로 엉덩이 근육과 고관절을 모두 움직여 성큼성큼 발을 내디뎌야 한다. 그러나 걷는 법 자체를 잃어버린 사람들은 무릎만 사용해 보폭을 좁혀 걷다가 종종걸음, 팔자걸음, 좌우로 몸이 기우뚱거리는 절뚝걸음과 같은 '보상작용'이 나타난다. 이는 애당초 구조에 최적화된 움직임이 아닌 만큼 통증은 물론 거북목, 안짱다리, 굽은 등 같은 체형 변화로 이어진다. 따라서 보상작용을 근골격계에 한정하면 '비효율적인 동작 패턴'이라고도 말할 수 있다.

지근과 속근

자세유지근과 동작근 사이에선 '조직학' 차원에서 기질적 차이도 나타난다. 근육을 구성하는 근섬유다발 속에는 면·폴리에스테르 혼방물처럼 서로 성질이 다른 두 가지 종류의 섬유가 섞여 있다. 하나는 수축 속도가 느린 대신 지구력이 뛰어난 지근섬유(Type1 섬유)이고, 다른 하나는 수축 속도가 빠른 대신 지구력은 부족한 속근섬유(Type2 섬유)다. 이 둘을 각각 '적색근'과 '백색근'이라고 색깔로 구별해 부르기도 한다. 지구력을 담당하는 적색근은 붉은빛을 띠는 미오글로빈이 풍부해 전체적으로 붉은색을 띠게 된다. 생선의 예를 들면, 참치나 연어같이 먼바다에서 사는 원양 어종은 적색근이 많은 붉은 살 생선이고, 광어 같은 연근해 어종은 백색근이 많은 흰 살 생선이다.

각 근육마다 주 임무가 다르니 지근(Type1 섬유, 적색근)과 속근(Type2 섬유, 백색근)의 조성 비율도 달라진다. 큰 움직임은 없지만 하루 종일 무거운 머리를 지탱해야 하는 목 근육(자세유지근)은 지근이, 가끔씩 팔을 들어 올릴 때 쓰는 어깨 근육(동작근)은 속근이 우세하다. 이런 차이를 감안해 각 근육에 접근할 때는 차별점을 두어야 한다. '상·하지교차증후군(《바른 몸이 아름답다》 2장 참조)'을 주창한 재활의학의 시조, 블라디미르 얀다(Vladimir Janda) 박사는 똑같이 혹사를 당한다고 할 때 자세유지근들은 짧아지고, 동작근들은 약화되는 서로 반대되는 성향을 보인다고 했다.

여기까지의 이야기를 종합해보면, 왜 서로 다른 사람들이 약속이나 한

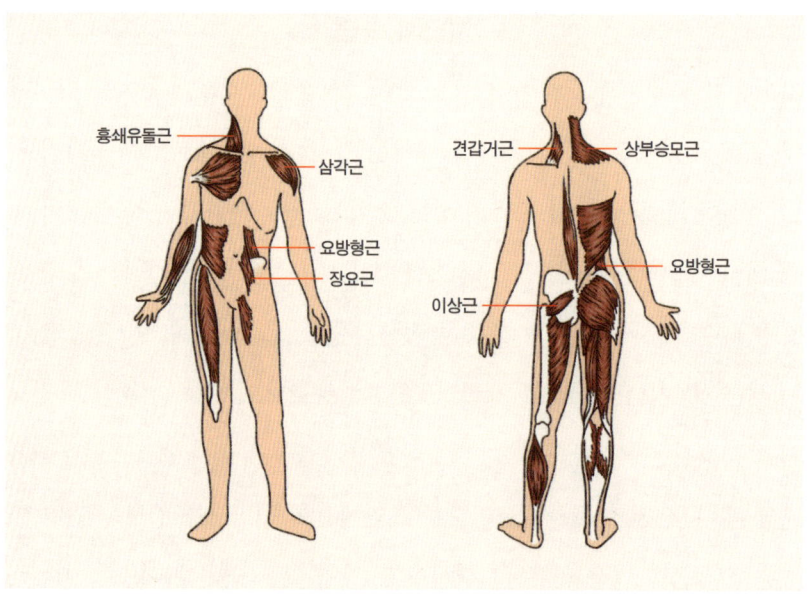

트리거 포인트가 자주 생성되는 '호발 부위'.

듯이 같은 부위에 통증이 생기고 트리거 포인트가 발현되는지 그 원인을 추론할 수 있다. 모두가 동일하게 통증을 유발하는 생활습관을 지속하고 있기 때문이다. 자세유지근 가운데서도 유독 공통적으로 짧아지는 부위가 나타나게 되고, 이것이 통증 호발 부위가 된다. 의자병은 자세유지근은 짧아지고 동작근은 약해져서 나타나는 증상으로도 이해할 수 있다. 그렇다면 문제의 해결책은 이를 반대로 만드는 것이다. 자세유지근은 길게 늘려주고, 동작근은 강화시킬 필요가 있다.

근육 강화의 수단은 익히 알려진 대로 운동을 하면 되는데, 근육을 길게 늘려줄 방법에는 무엇이 있을까? 이 결론을 말하기 위해 너무 오래 돌아온 것 같다. 답은 마사지와 스트레칭이다. 마사지와 스트레칭은 트리거 포인트로 유발된 만성 통증은 물론이고, 자세유지근의 단축으로 나타나는 각종 체형 변화까지도 바로잡을 수 있는 아주 간단하면서도 강력한 해결책이다.

견갑대의 주요 근육과 마사지 방법

이제 내 손으로 마사지할 근육들에 대해 알아보자. 어디에 어떤 모습을 하고 어떻게 붙어 있는지 아는 것이 촉진을 위한 첫걸음이다. 눈을 가리고 술래잡기 하는 기분으로 시작해, 점차 인식하지 못한 내 몸속 '맹점'들에 대해 서서히 눈뜨는 체험을 하게 될 것이다.

먼저, 견갑대 인근의 근육 가운데 눈여겨볼 만한 키머슬(Key Muscle)을 몇 가지 추려보았다. 우리 몸에서 중요하지 않은 근육은 없지만 큰 신경이 지나가거나 구조적으로 단축되기 쉬운 지점에 위치해 특별히 통증이 생기기 쉬운 근육들을 선별했으니 집중해서 살펴보자.

어깨 가문의 당주

전거근

전거근(前鋸筋, 앞톱니근, Serratus Anterior, 속근육)은 등에서 시작해 가슴 바로 옆까지 늑골을 덮고 있는 꽤 큰 근육이다. 정면에서 봤을 때 겨드랑이 밑에 위치한 톱니바퀴 같은 모양을 보인다고 해서 '앞톱니근'이라는 이름이 붙었다. 대부분의 면적이 견갑골에 가려져 있기 때문에 겉에서 봤을 땐 확인이 어려운 대표적인 속근육이다. 전거근은 늑골을 감싸면서 그

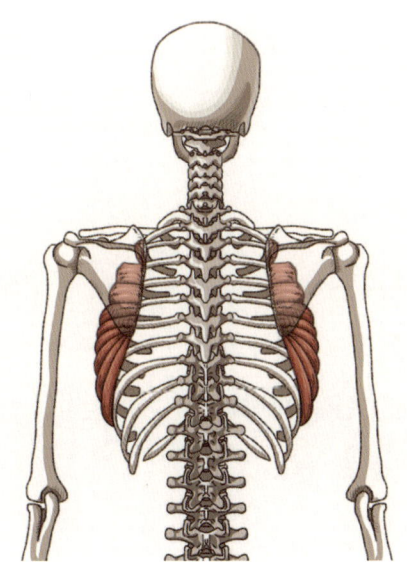

등 뒤에서 바라본 전거근.

위에 얹힌 견갑골과 연결되어 있기 때문에 호흡 시 흉곽이 부풀었다 줄어드는 동작이나 견갑골을 서로 모았다 풀어주는 움직임을 조절할 때 주로 쓰인다. 견갑대의 가장 바탕에 자리하고 있어 움직임을 전반적으로 컨트롤하는 '어깨 가문의 당주'라 부를 만하다. 전거근에 문제가 생기면 함께 연결된 능형근을 비롯해 가슴 앞쪽까지 통증이 발현된다.

전거근 마사지

전거근은 전체 면적의 절반가량이 견갑골과 늑골 사이에 샌드위치처럼 끼여 있는 속근육이다. 늑골 옆에 붙은 겉으로 드러난 부분만 마사지하려 들기 쉽지만 제3자의 손을 빌리지 않는 이상 초보자가 스스로 촉진하기 어렵고 섣불리 폼롤러를 이용해 마사지하려 했다간 늑골을 다치기도 쉽다.

  셀프 마사지를 할 때는 아예 지압봉을 이용해 등 뒤에서 접근하는 방법을 추천한다. 가슴을 웅크리면서 등을 구부려 양쪽 견갑골이 멀어지도록 한 상태에서 견갑골과 안쪽 면을 따라 공이나 갈고리 형태의 지압봉을 집어넣어 콕콕 찍어주는 게 좋다.

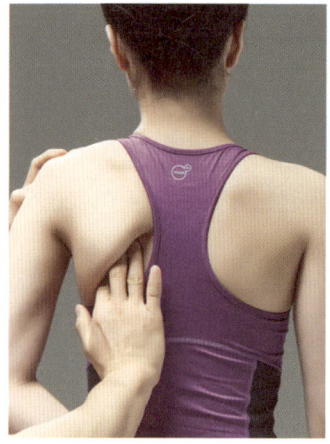 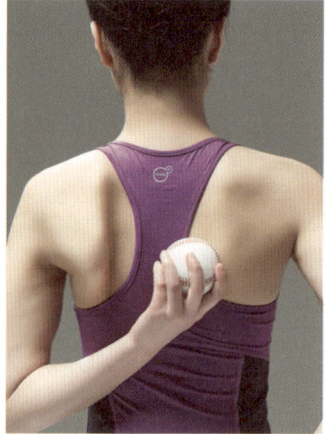

전거근 마사지.

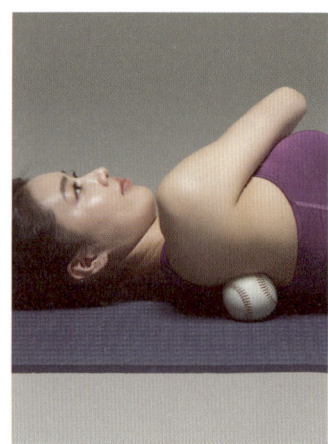 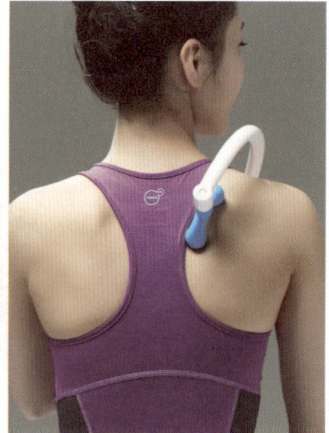

전거근 셀프 마사지.

범인으로 오해받기 쉬운 피해자
능형근

능형근(菱形筋, 마름근, Rhomboid, 속근육)은 이름처럼 다이아몬드 형태의 근육이다. 어원 자체가 '마름모꼴에 가까운 평행사변형'을 의미하는 만큼 특징적인 모양을 하고 있어 누구나 쉽게 찾을 수 있다. 그러나 형태와 위치를 떠나 대중에게 몹시 익숙한 근육이기도 한데 누구나 한 번쯤은 아파본 경험이 있을 정도로 대표적인 통증 호발 부위라서다. 하루 종일 책상

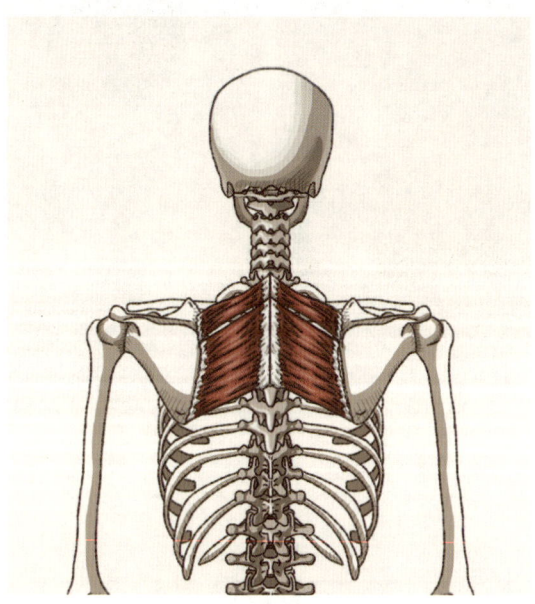

등 뒤에서 바라본 능형근.

에 앉아서 생활하는 사람이라면 누구나 한 번쯤 '등이 당긴다' 혹은 '등이 뻣뻣하다'는 느낌을 받은 적이 있을 텐데, 이것이 전형적인 전거근 통증이다. 견갑골 아래 모서리를 기점으로 전거근과 연결되어 있어 전거근과 능형근을 하나의 덩어리로 보고 '능형-전거근 복합체'라 부르는 이들도 있다. 전거근의 상태가 좋지 않으면 능형근도 덩달아 상태가 나빠질 가능성 역시 크다.

능형근 마사지

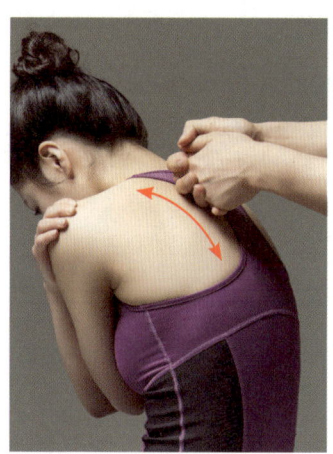

능형근 마사지.

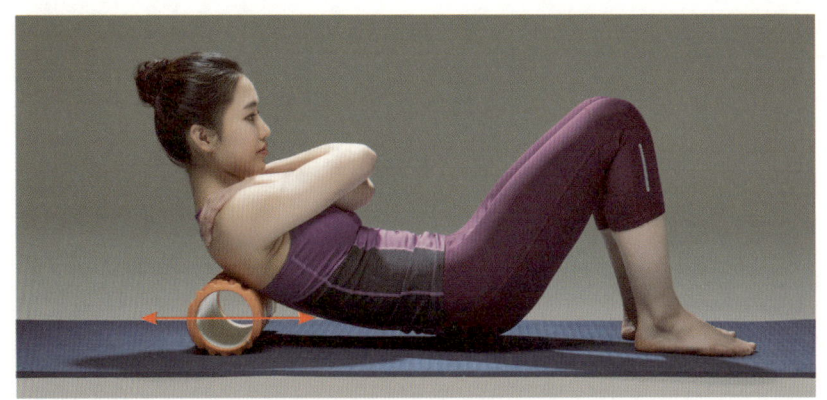

폼롤러를 이용한 능형근 셀프 마사지.

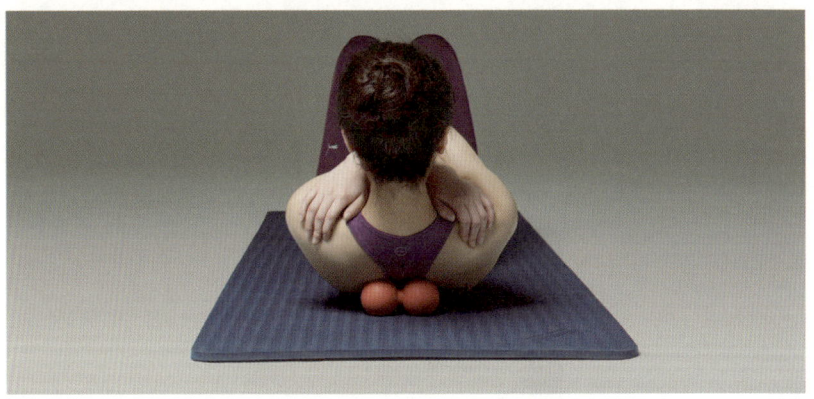

땅콩볼을 이용한 능형근 셀프 마사지.

등 한가운데 척추를 기준으로 좌우를 누르면 촉진이 가능하다. 승모근에 가려져 있는 속근육이지만 힘을 주어 깊게 눌러보면 능형근의 근육결을 느낄 수 있다. 일반적인 마사지 방법은 손등의 중수골이나 손가락 마디에 오일을 바르고 능형근 근육결의 수직 방향으로 쓸어내리는 것이다. 셀프 마사지 시에는 팔짱을 끼듯 양손을 앞으로 모아 능형근을 최대한 늘린 뒤 폼롤러나 땅콩볼을 바닥에 대고 누워 등을 문질러준다.

능형근은 그 자체에 문제가 있기보다 인접한 다른 근육들 때문에 통증을 일으키는 경우가 더 많다. 이런 이유로 능형근을 마사지해도 구축 지점이 풀리거나 시원해지지 않고 통증이 지속되기도 한다. 그래서 '범인으로 오해받기 쉬운 피해자'라 부르는 것이다. 왜 다른 근육이 능형근의 통증을 유발하는지에 대해서는 3장 '사례와 증상을 통해 알아보는 실전 셀프 마사지'에서 살펴보기로 한다.

어깨 가문의 청년 가장
견갑하근

견갑하근(肩胛下筋, 어깨밑근, Subscapularis, 속근육)은 이름처럼 견갑골 아래에 위치하고 있다. 늑골과 견갑골 사이에 끼여 있는데 워낙 깊은 곳에 위치해 남의 손을 빌려도 쉽게 만지기 어렵다. 하지만 보이지 않는다고 그 역할이 가벼운 것은 아니다. 견갑골에 부착되는 속근육(회전근개) 가운데 단일 근육으로는 부피가 가장 크고 어깨를 안팎으로 돌릴 때 안정성을

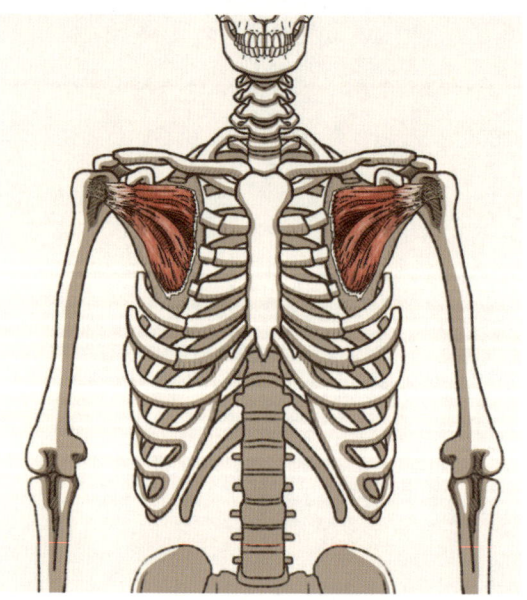

정면에서 바라본 견갑하근. 견갑골과 늑골 사이에 샌드위치처럼 끼여 있다.

부여하는 중요한 역할을 한다. 운동 부족에 좌식생활을 하는 현대인의 대다수가 이 부위에 트리거 포인트를 갖기 쉽다. 열에 아홉은 딱딱하게 굳어 있어 촉진하면 저절로 비명을 지를 정도다.

견갑하근 마사지

팔을 들어 올린 뒤 겨드랑이 밑으로 손가락을 깊숙이 찔러 넣는다는 기분으로 촉진을 시작한다. 처음에는 근육의 반발력이 클 것이므로 로션이나 오일을 바르고 천천히 미끄러지듯이 여러 차례 부드럽게 압력을 가한다.

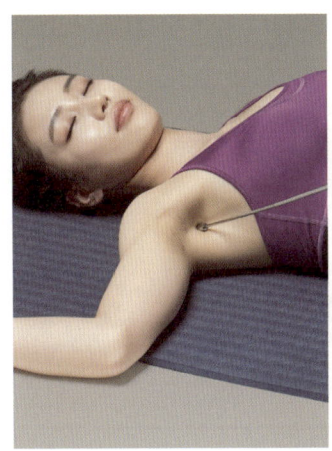 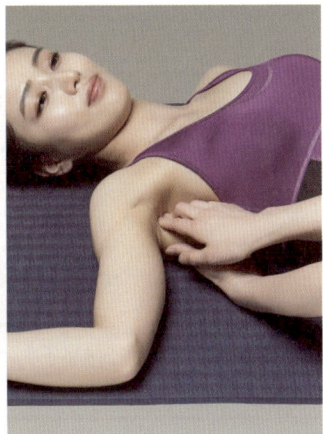

견갑하근 마사지.

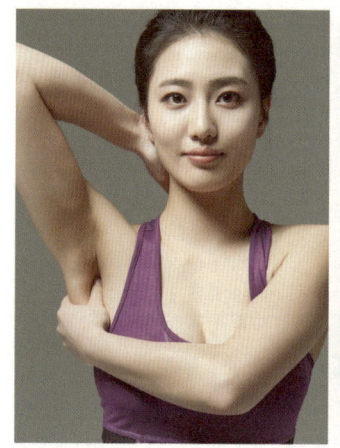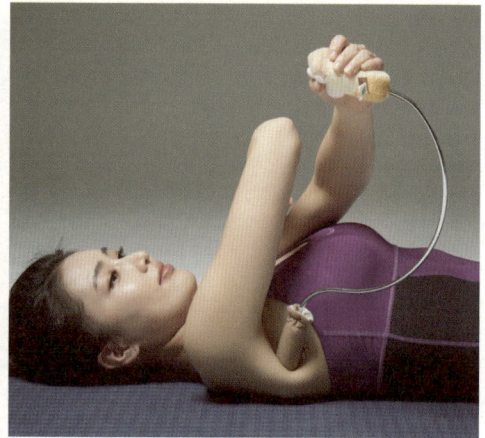

견갑하근 셀프 마사지.

　이때 대상자는 심호흡을 실시하며 숨을 내쉬는 타이밍에 맞춰 찌르는 압력을 늘려나간다. 이렇게 반발력을 약화시킨 뒤에 점점 강도를 높여 겨드랑이 밑으로 손을 깊숙하게 찔러 넣으면 된다.
　셀프 마사지 요령도 마찬가지다. 심호흡을 하며 내쉬는 타이밍에 맞춰 한 손을 자신의 반대쪽 겨드랑이 밑으로 최대한 깊숙이 찔러 넣는다. 손 끝에 불쾌한 자극과 통증을 유발하는 딱딱한 덩어리가 느껴진다면 압력을 유지한 채 살살 비벼가며 달래주자.

통증의 창
소원근

소원근(小圓筋, 작은원근, Teres Minor, 속근육)은 아주 작고 깊숙한 곳에 숨겨져 있어 존재 자체가 생소하지만, 어깨 통증의 절반을 차지한다고 해도 과언이 아니다. 견갑골 뒷면에 깊이 파묻혀 조용히 살고 있는 이 근육에 '통증의 창'이라는 무시무시한 별명을 붙여준 이유다.

뒤쪽의 견갑골과 상완골(위팔뼈)이 만나는 지점에는 여러 근육들이 만

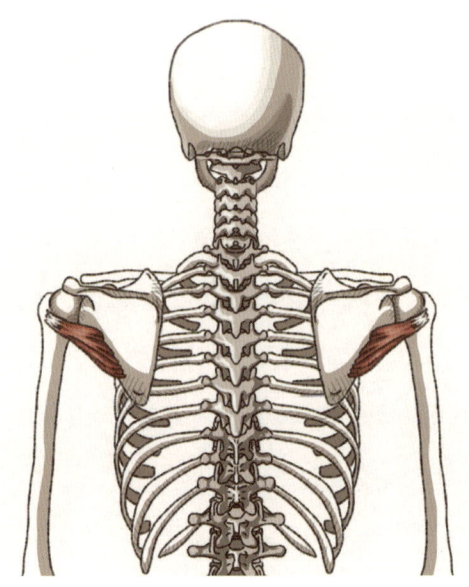

등 뒤에서 바라본 소원근.

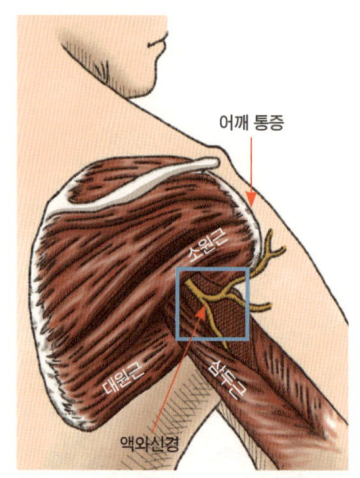

어깨 뒤 사각형 공간(Quadrangular Space).

나 형성된 사각형 '출구'가 있다. 이 틈으로 액와신경(Axillary Nerve)이라는 큰 신경다발이 지나가는데, 소원근이 딱딱하게 굳으면 이 신경을 압박해 어깨에 굉장한 통증이 생긴다. 마치 디스크처럼 근육이 신경을 압박하는 '신경 포착'의 대표적인 사례다. 소원근에 눌린 액와신경은 겉근육인 삼각근에 이상신호를 보내 가만히 있어도 신경 쓰일 정도로 어깨가 쑤시거나 팔을 들어 올리지 못하게 만든다. 중년이 되면 고질적으로 겪게 되는 오십견(Frozen Shoulder)은 이렇게 찾아온다. 최근에는 젊은 층에서도 빈번하게 발생하는 질환인 만큼 소원근은 누구나 한 번쯤 점검해봐야 할 근육이다.

소원근 마사지

소원근은 스스로 촉진하기 쉽지 않은 근육이다. 한 손으로 반대쪽 겨드랑이 밑을 더듬어 등 뒤쪽 견갑골의 가시 부분 틈에 깊숙하게 위치한 근육을 꼬집듯이 쥐어야 한다. 만약 소원근이 굳어 있다면 압통이 심해 손으로 누르는 것조차 쉽지 않을 것이다. 위치를 파악했다면 견갑대 밑에 공을 밀어 넣고 바닥에 엎드리거나 벽에 대고 비비는 방식으로 셀프 마사지할 것을 권한다. 물론 이 방식은 소원근을 정확하게 촉진할 수 있는 사람들에게 유용한 기술이다. 만약 경험이 부족해 정확한 위치를 파악하기 어렵다면 다음의 '융단폭격' 전략을 사용한다.

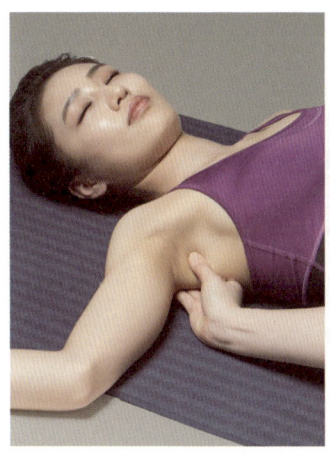 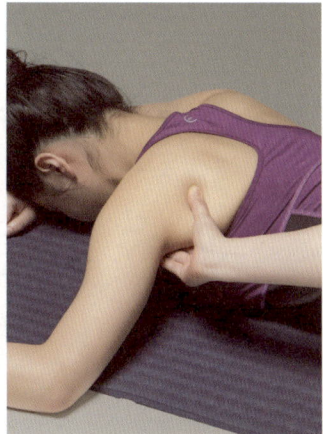

소원근 마사지.

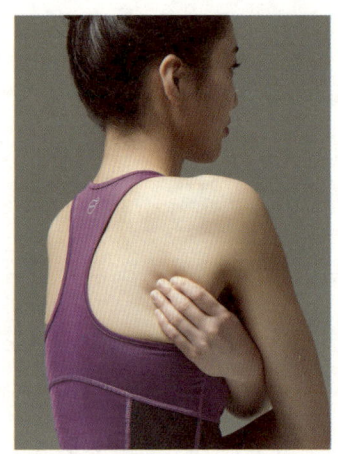
소원근 셀프 마사지.

한쪽 팔을 만세 자세로 뻗은 뒤 겨드랑이 밑에 폼롤러를 두고 옆으로 눕는다. 폼롤러는 위아래 방향으로 굴리고, 동시에 팔은 앞뒤로 천천히 흔들어준다. 이렇게 마사지를 하면 특정한 지점을 정확히 누르는 공과 달리 넓은 면을 커버하게 된다. 인근의 대원근, 광배근, 극하근까지 마사지하면서 소원근에 간접적으로 압력을 전달해준다. 마지막 사진처럼 긴 막대를 오금과 겨드랑이 사이에 끼워 고정시킨 뒤 몸을 비틀어 소원근의 끝부분이 막대에 눌리도록 하는 마사지 방식도 있다.

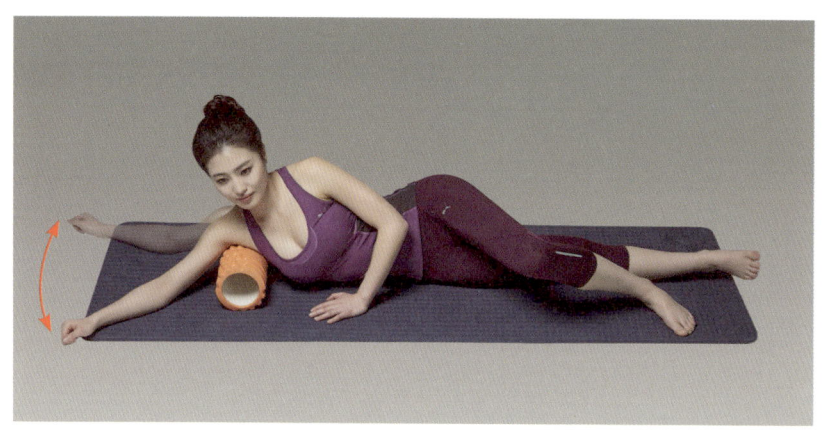

폼롤러를 이용한 소원근 셀프 마사지.

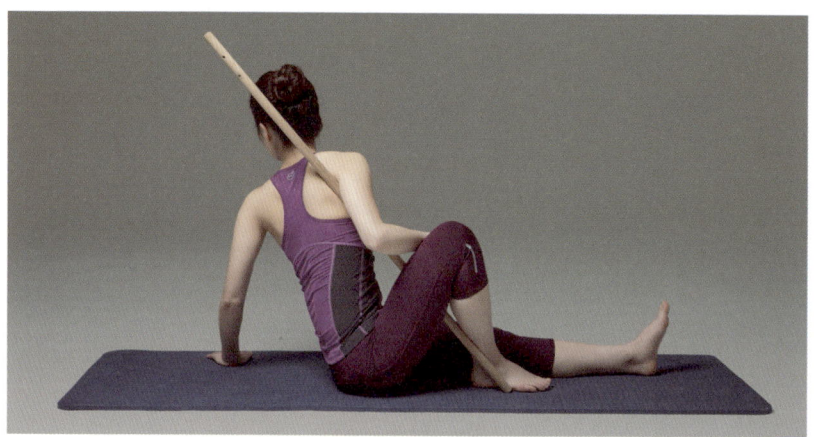

막대를 이용한 소원근 셀프 마사지.

작은 네가 고생이 많다
극상근

극상근(棘上筋, 가시위근, Supraspinatus, 속근육)의 뜻을 풀이해보면 부착된 위치를 쉽게 찾을 수 있다. 가시 '극(棘)'에 위 '상(上)' 자이니 한마디로 '가시 위에 위치한 근육'이다. 등 뒤쪽 견갑골을 만져봤을 때 볼록 튀어나와 있는 견갑극(어깨뼈가시) 위에 얹힌 근육이 바로 극상근이다. 겉에서 봤을 땐 승모근에 덮여 있어 쉽게 찾기 어려운 속근육으로, 크기는 작지만 매우 혹사

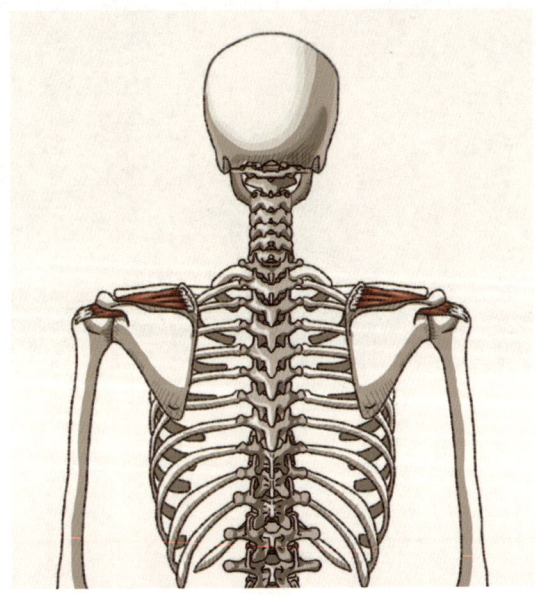

등 뒤에서 바라본 극상근(어깨뼈가시 부분을 통과해서 팔뼈까지 이어지는 것이 포인트).

당하기 쉬운 근육이기도 하다. 극상근은 견갑골에서 시작해 상완골(위팔뼈)에서 끝나는데, 이 근육이 수축되면 팔이 들어 올려진다. 다만, 이는 극상근 혼자만의 힘이 아니라 극상근보다 크고 훨씬 힘이 좋은 삼각근(겉근육)과의 협응을 통해 이루어진다. 그러나 비효율적인 운동습관 때문에 앞에서 설명한 '보상작용'이 일어나는 현대인의 몸은 삼각근을 제대로 활용하지 못하고 극상근만 혹사시키는 경향이 크다. 이런 연유로 평소에는 의식하지 못하고 살다가 극상근을 촉진하면 엄청난 압통에 충격받는 사람들이 많다.

극상근 마사지

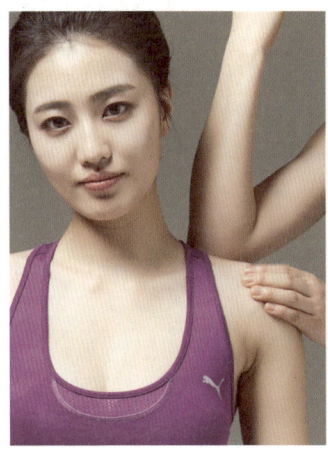 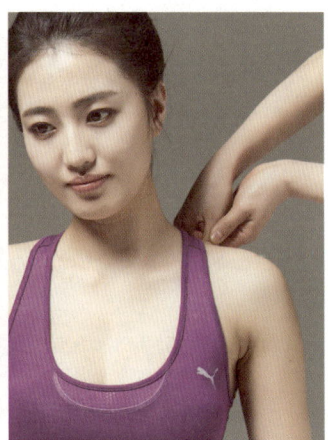

극상근 마사지.

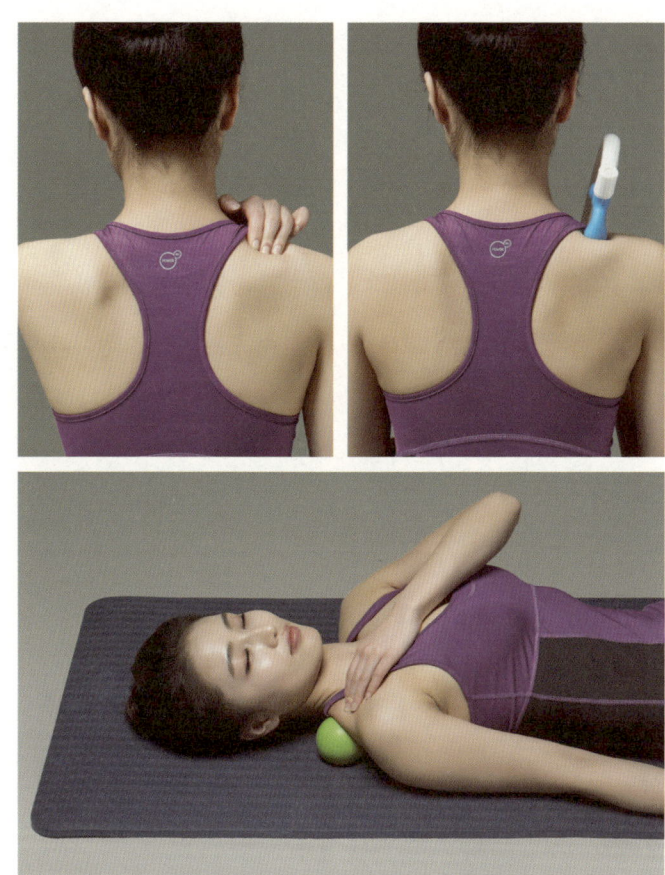

손이나 마사지 도구를 이용한 극상근 셀프 마사지.

극상근은 승모근으로 덮여 있다. 따라서 촉진을 하려면 승모근 밑까지 전달될 수 있는 강한 압력이 필요하며, 이를 위해서는 제3자가 위에서 아래로 눌러주는 게 가장 확실하다. 마사지를 받는 사람은 앉아 있고 시술자는 일어선 상태에서 팔꿈치나 엄지손가락을 이용해 체중을 실어 눌러주면 된다. 셀프 마사지로는 갈고리 모양으로 휘어진 지압봉을 이용해 눌러주는 방법이 있다. 차선으로 공을 이용하는 방법도 있는데, 폼블록이나 벽면의 기둥을 이용해 극상근에 충분한 압력을 가한다.

처음엔 극상근을 덮고 있는 상부승모근과 명확한 구별이 어려울 수 있다. 극상근을 정확히 찾는 데 도움이 되는 팁을 하나 주자면 한쪽 손을 반대쪽 승모근 위에 얹은 상태에서 팔을 옆으로 15도 정도만 살짝 들어 올려보자. 이때 손끝에 움찔움찔 느껴지는 수축 부위가 바로 극상근이다(위 팔 벌림 동작은 p.231 사진 참고).

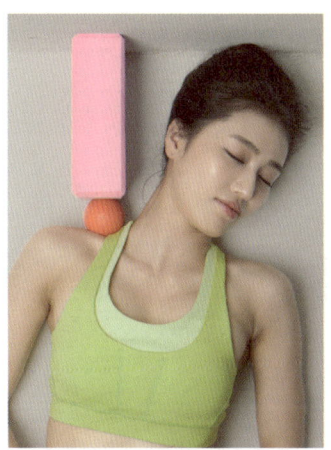

공과 벽을 이용한 극상근 셀프 마사지.

어깨에서 가장 덜 쓰이는 근육
극하근

극하근(棘下筋, 가시아래근, Infraspinatus, 속근육)은 바로 윗집에 사는 이웃 사촌 격인 극상근과 정반대되는 시련을 겪는다. 극상근의 문제가 혹사라면 극하근의 문제는 운동 부족이다. 극하근은 팔을 밖으로 돌리는 외회전 동작에 주로 사용된다. 그런데 일상생활에서 이 같은 동작을 취할 일이 드물다 보니 자연스럽게 약화된다. 상태가 악화되면 외투를 입을 때 팔을

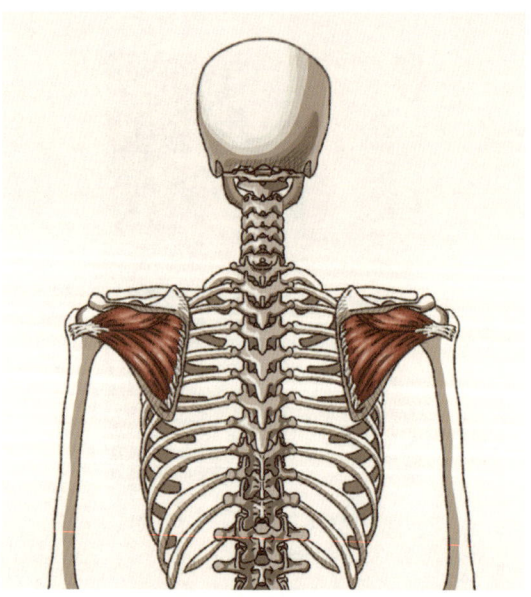

등 뒤에서 바라본 극하근.

끼우거나 브래지어를 입기 위해 팔을 닭 날개 모양으로 접을 때 통증과 불편함을 느끼게 된다. 평소에 전혀 운동을 하지 않던 사람이 주말에 갑작스레 골프나 야구, 배구처럼 어깨 회전 동작이 많은 스포츠를 하고 나면 열에 아홉은 문제가 발생하는 근육이다. 마사지도 중요하지만 평소에 운동을 통한 꾸준한 관리가 중요하다.

극하근 마사지

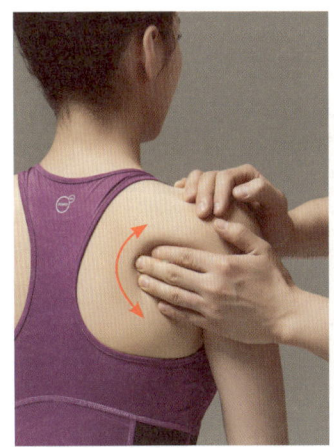 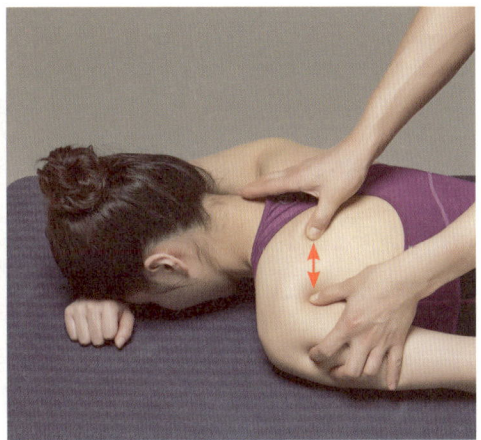

극하근 마사지.

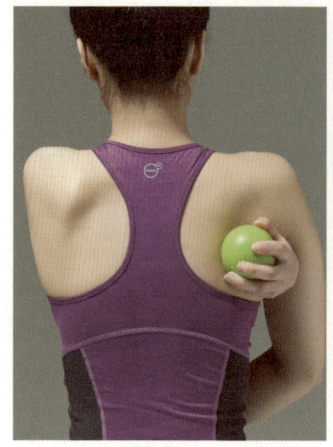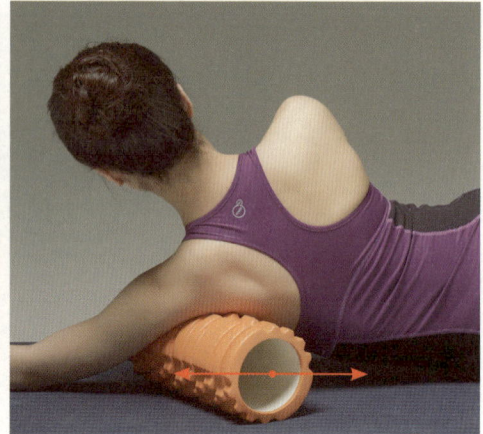

극하근 셀프 마사지.

극하근은 극상근에 비해 비교적 부피가 커서 찾기도 쉽고 혼자 마사지하기도 용이하다. 극상근을 찾을 때와 마찬가지로 견갑골의 가시 부분을 찾은 뒤 가시 아랫부분의 공간 속으로 공이나 폼롤러를 끼워 넣는다는 느낌으로 눌러주면 쉽게 찾을 수 있다. 이때 팔을 만세 자세에 가깝게 벌려 극하근을 늘려주면 마사지가 더 수월해진다.

오십견의 최대 피해자
삼각근

삼각근(三角筋, 어깨세모근, Deltoid, 겉근육)은 삼각꼴처럼 생긴 그리스어 문자 '델타'에서 유래한 명칭이다. 이름처럼 세 갈래로 나누어진 근섬유들이 어깨 위에 제복의 견장처럼 얹혀 있다. 팔을 들어 올리고 수직 방향으로 밀어낼 때 쓰는 근육이지만 오십견 증상으로 통증이 자주 나타나는 부위이기도 하다.

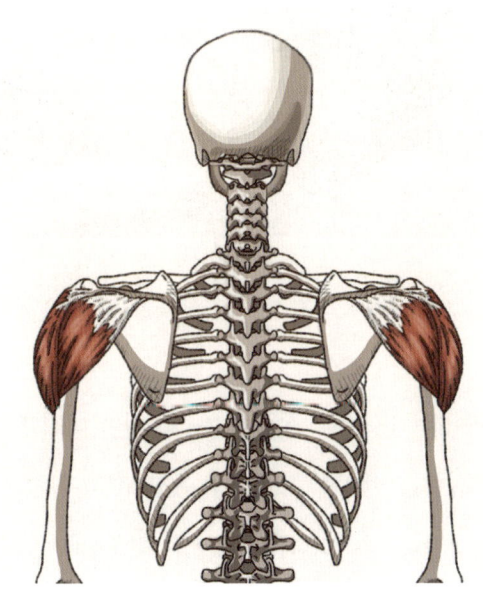

등 뒤에서 바라본 삼각근.

| 삼각근 마사지 |

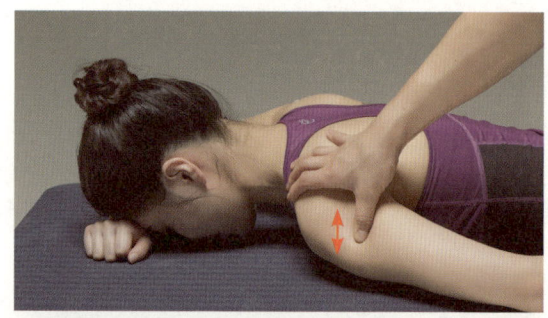
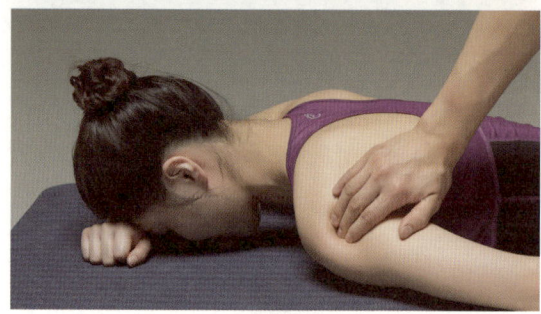

삼각근 마사지.

삼각근은 겉근육이라 육안으로 식별이 가능하며 상대적으로 부피가 커서 촉진도 쉽다. 한쪽 손을 반대쪽 어깨 위에 올리고 꽉 쥐었을 때 손안에 집히는 것이 바로 삼각근 덩어리다. 통째로 꽉 쥐듯이 다섯 손가락으로 눌러주거나 엄지나 검지를 이용해 근육결의 수직 방향으로 튕겨주는 방식

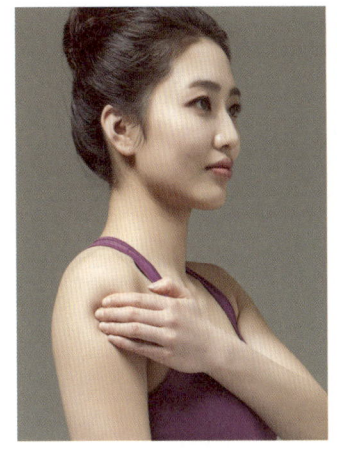 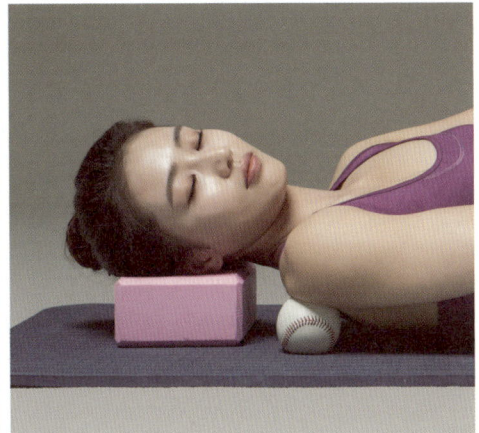

정면과 측면 삼각근 셀프 마사지.　　　후면 삼각근 셀프 마사지.

으로 마사지해줄 수 있다. 중요한 건 삼각근은 정면, 측면, 후면의 세 부위로 나뉜다는 점인데, 통증은 주로 손이 닿기 어려운 후면부에서 생기는 경우가 많다. 소원근처럼 액와신경 포착으로 인한 방사통이 주된 원인이기 때문이다.

　셀프 마사지 방식은 크게 두 가지로 나뉜다. 먼저 한 손으로 반대쪽 어깨를 직접 주무르는 것으로 이때는 정면과 측면 삼각근의 근육결을 손끝으로 느끼며 결의 수직 방향으로 쓿어주며 압력을 가한다. 두 번째 방법은 도구를 이용해 후면부를 눌러주는 것으로 어깨 뒷면에 공을 대고 누워 체중을 실어 마사지한다.

억울한 대리인
승모근

승모근(僧帽筋, 등세모근, Trapezius, 겉근육)은 견갑골을 중심으로 오밀조밀하게 위치한 속근육들을 통째로 덮고 있는 겉근육이다. 단면적과 부피가 우리 몸에 존재하는 근육 가운데 1, 2위를 다툴 만큼 거대하며 목에서 시작해 어깨, 등은 물론 거의 허리에 닿을 정도로 광범위한 영역에 걸쳐 있다. 이런 까닭에 등 뒤에서 바라보면 사실 승모근밖에 보이질 않는다.

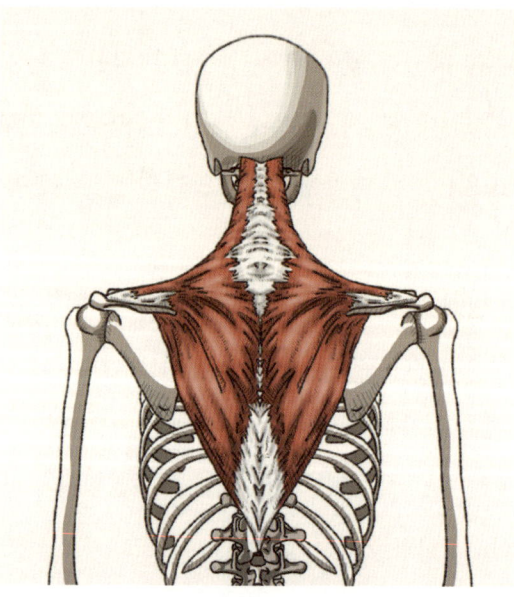

등 뒤에서 바라본 승모근.

눈에 띄는 만큼 좋은 역할을 하면 좋을 텐데, 안타깝게도 온통 부정적 이미지 일색이다. 미용적인 측면에서 '목이 굵어 보이게 만드는 원흉', '보톡스 시술을 동원해서라도 축소시켜야 할 대상' 등이 승모근에 대한 세간의 평가다.

사실 승모근은 몹시 억울한 근육이라 할 수 있다. 일단 대중적으로 알려진 정보 자체가 부정확하다. 영문명의 어원인 Trapezium은 '사다리꼴'이라는 뜻이다. 목에서 어깨로 이어지는 부위의 삼각형 근육으로만 알고 있는 사람들에겐 당황스러운 사실인데, 승모근의 실제 모양은 가오리꼴에 가깝다. 빙산의 일각처럼 목 뒤편으로 솟은 봉우리 모양의 근육보다 더 큰 근육이 바로 아래 존재한다. 그래서 승모근은 세부적으로 상부, 중부, 하부로 구별해 부른다. 기능도 달라 상부는 목을 펴고 어깨를 들어 올리고, 중부는 견갑골을 서로 등 뒤로 모아주고, 하부는 견갑골을 아래로 잡아내리는 역할을 한다. 그래서 승모근을 마사지할 땐 단순히 윗부분만 주무르기보다 숨어 있는 아랫부분까지 폭넓게 관리해줄 필요가 있다. 승모근에 대한 보다 자세한 이야기는 3장에서 다시 한번 다루기로 한다.

승모근 마사지

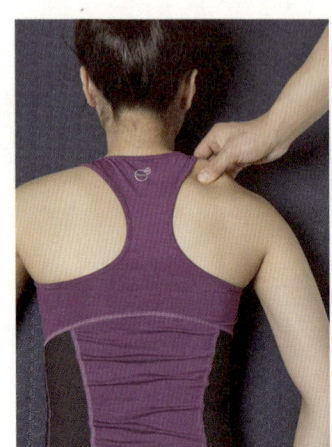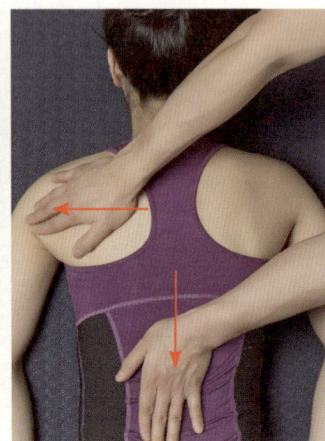

승모근 마사지.

승모근의 촉진과 마사지 방식은 같은 좌표에 분포한 속근육들과 상당히 중복된다. 상부승모근은 극상근과, 하부승모근은 능형근과 동일하다. 심층부에 있는 이 근육들을 마사지하는 과정에서 승모근은 자동적으로 함께 마사지된다. 따라서 승모근만 따로 풀어주고 싶다면 솟아나온 상부는 손가락을 집게처럼 만들어 집어주고, 등은 손바닥을 이용해 전체를 낮은 압력으로 쓰다듬어주는 방법을 쓴다.

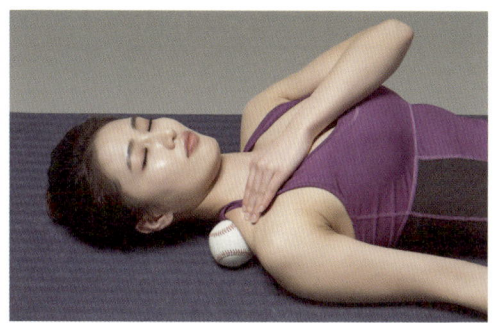

공을 이용한 상부승모근 셀프 마사지.

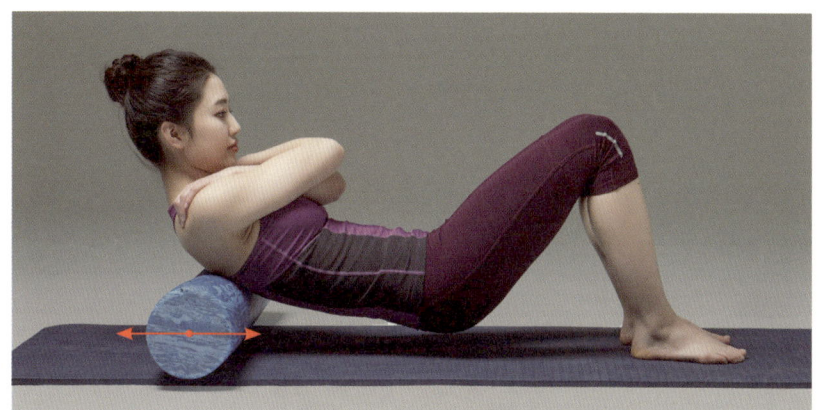

폼롤러를 이용한 하부승모근 셀프 마사지.

셀프 마사지로는 직접 손으로 주무르거나 바닥이나 벽면에 다소 딱딱한 공을 고정시키고 상부승모근을 갖다 댄 뒤 꾹 눌러주는 방법이 있다. 손바닥으로 쓰다듬는 느낌을 받으려면 폼롤러를 등에 대고 누워 천천히 굴려주되 체중을 다리에 실어 등 쪽으로 힘이 덜 실리게 한다.

'섹스 심벌'이 아니다
흉쇄유돌근

흉쇄유돌근(胸鎖乳突筋, 목빗근, Sterno Cleido Mastoid, 곁근육)은 어려운 이름에 비해 찾기는 쉬운 근육이다. 쇄골라인 바로 위에서 시작해 목을 타고 뒤통수로 이어지기 때문에 고개를 좌우로 돌리면 금방 두드러져 쉽게 찾을 수 있다. 뼈가 아닌데도 다른 근육을 찾기 위한 랜드마크로 자주 활용되므로 목 근육 가운데 첫 번째로 소개한다.

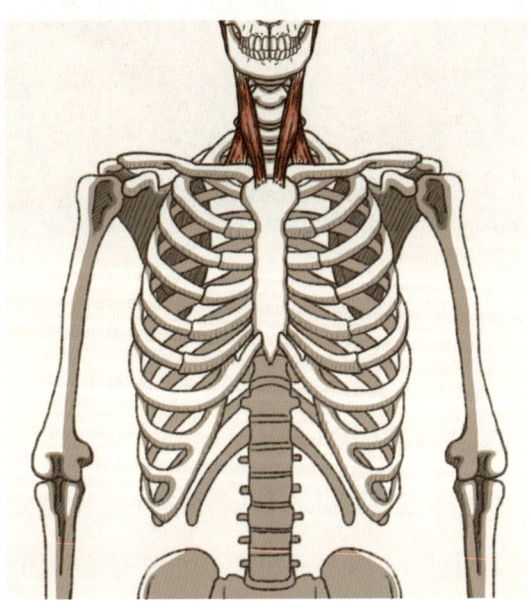

정면에서 바라본 흉쇄유돌근.

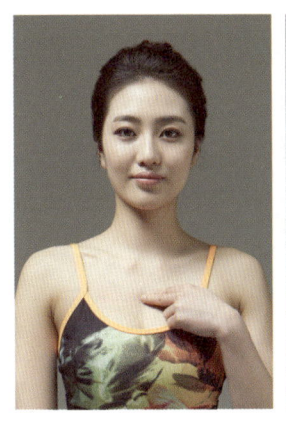 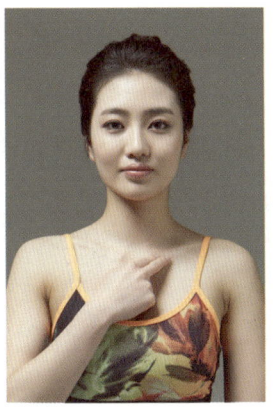 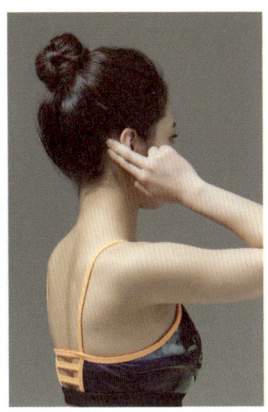

흉골.　　　　　　　　쇄골.　　　　　　　유양돌기.

　한자로 된 구용어보다 개정된 신용어인 '목빗근'을 사용하면 흉쇄유돌근의 위치와 기능을 직관적으로 파악할 수 있다. '문자 그대로 목에서 빗겨 나가 있는 근육'으로 목을 구부려 턱을 아래로 당기거나 위로 들 수 있게 해준다. 흉쇄유돌근은 크게 3개의 뼈에 부착되어 있는데 가슴 한가운데의 흉골, 목둘레의 쇄골, 그리고 귀 뒤편에 돌출된 유양돌기(젖꼭지 돌기)가 그것이다. 흉골의 흉, 쇄골의 쇄, 유양돌기의 유돌을 이어 붙여 만든 '흉-쇄-유돌근'이라는 이름은 얼핏 길고 복잡해 보이지만 실은 단순한 나열에 불과하다. 영문명 역시 이 3개의 뼈 이름을 이어 붙였다. 풀네임으로 부르기 번거로울 땐 약어인 SCM으로 불리기도 한다. 흉쇄유돌근에 문제가 생기면 목이 경직되면서 일자목이나 거북목으로 체형이 변화하고, 이마나 뒤통수-관자놀이 부근에서 지끈거림이 나타난다.

흉쇄유돌근 마사지

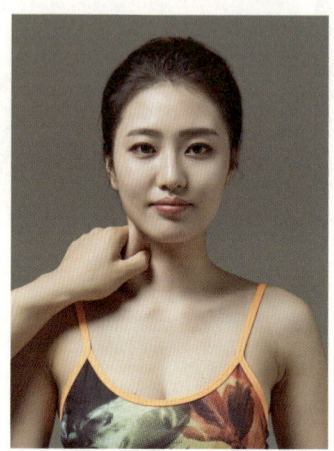

흉쇄유돌근 마사지.

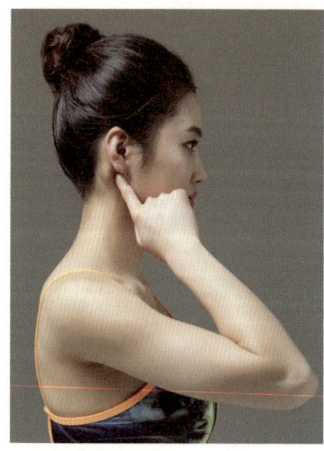

흉쇄유돌근 끝점 셀프 마사지.

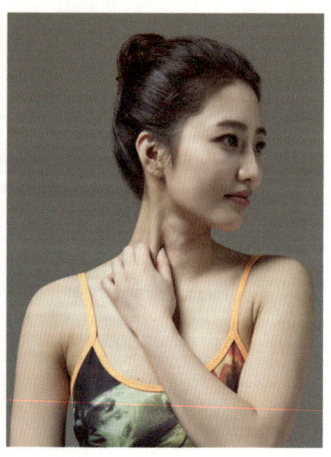

흉쇄유돌근 힘살 셀프 마사지.

흉쇄유돌근은 목 앞쪽에 자리 잡고 있어 별도의 도구를 사용하지 않고 자기 손으로 직접 마사지할 수 있다. 흉쇄유돌근은 이름에서 확인했듯이 멀리 떨어진 여러 부위에 걸쳐 붙어 있는 꽤 큰 근육이다. 따라서 부위별로 다양한 방식의 마사지를 할 수 있다. 먼저 가장 대표적인 방법으로 근육 다발 가운데 가장 두툼한 중간 지점(힘살, 근복)을 엄지와 검지로 꼬집듯이 집고 그 상태를 유지하는 방법이 있다. 흉쇄유돌근에 피로가 누적되었다면 눈살을 찌푸릴 정도의 아픔을 느낀다. 집기 압박이 너무 아프면 목 전체에 로션이나 젤을 바른 뒤 보다 가벼운 압력으로 근섬유를 따라 죽죽 훑어주는 것을 반복하는 방법도 있다.

근육의 위쪽 끝점인 귀 뒤편, 유양돌기 인근을 손가락 끝으로 꾹꾹 눌러 지압해주는 방법도 있다. 단 아래쪽 끝인 쇄골과 흉골 부근의 부착점이 워낙 깊숙한 곳에 있어 촉진하기도 어려운 데다 경동맥 인근이라 잘못 주무를 경우 어지럼증 같은 부작용을 유발할 수 있으니 삼가도록 한다.

내 목에 존재하는 마의 삼각지대
사각근

사각근(斜角筋, 목갈비근, Scalenus, 속근육)은 잘못된 번역으로 오해를 사는 근육이다. 이름만 듣고 네모꼴의 근육을 찾으려 했다가는 영영 사각근을 찾지 못할 것이다. 여기서 '사각'이란 네모를 의미하는 게 아니라 '비스듬한 각도'를 의미한다. 영문명의 어원인 Scalene은 세 변의 길이가 다른 부등변 삼각형이라는 뜻으로 실제로 사각근의 형태는 삼각형에 가깝다. 따

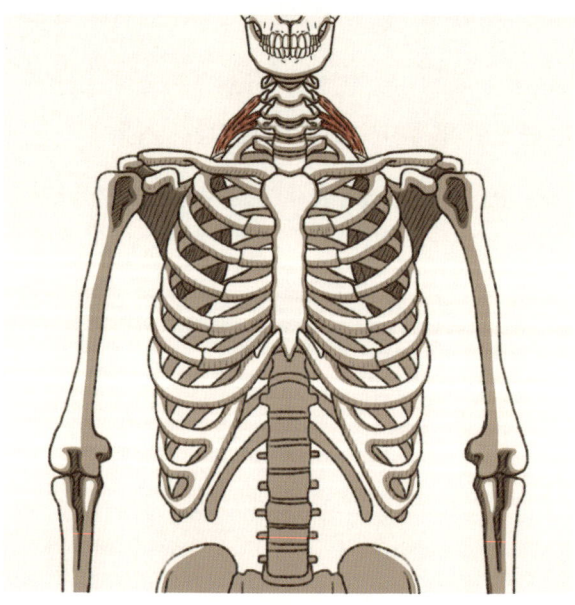

정면에서 바라본 사각근. 크게 세 가닥으로 되어 있으며 목에서 시작해 늑골에서 끝난다.

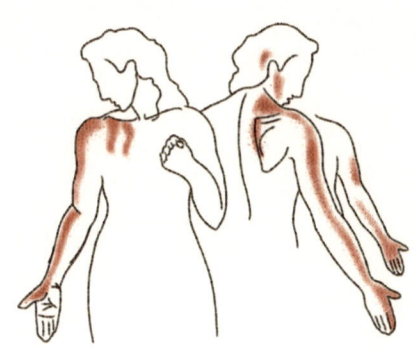

사각근 이상으로 나타나는 광범위한 통증 구간.

라서 근육 이름으로는 개정된 신용어인 '목갈비근'이라는 표현이 더 정확하다. 경추 옆으로 늑골이 붙어 있듯이 근육 섬유다발이 뻗어 있다.

  사각근은 본래 목을 좌우로 돌릴 때 사용되므로 동작근에 가까운데, 컴퓨터 화면을 보며 목을 일자로 고정한 채 오랜 시간을 보내는 현대인의 생활습관 때문에 거의 자세유지근에 가까운 스트레스를 받고 있다. '바이올린 근육'이라는 별명이 이러한 현상을 잘 반영해준다. 턱과 어깨 사이에 악기를 괴고 장시간 목을 긴장시키는 현악기 연주자의 경우 사각근이 말썽을 일으키는 경우가 많다. 사각근에 문제가 생기면 먼저 목에 담이 든 것처럼 뻣뻣해져 좌우로 잘 돌아가지 않고, 나중에는 목, 등, 심지어 손까지 광범위하게 통증이 발생한다. 작지만 견갑대에서 일어나는 통증 가운데 막대한 지분을 차지하는 요주의 근육이다.

사각근이 크기와 상관없이 거대한 존재감을 과시하는 까닭은 어깨 뒤편에 위치한 소원근과 비슷한 발병 원인을 갖고 있어서다. 사각근 사이로 큰 신경이 지나가는데 사각근은 잘못 쓰기 쉬운 근육이라 딱딱하게 구축되기 쉽고 급기야 큰 신경을 포착하게 된다. 결과적으로 신경이 지나가는 구간을 따라 목, 등, 팔, 손가락 끝까지 통증이 퍼져 나간다. 사각근은 부피가 작은 데다 목 깊은 곳에 위치하고 주변에 신경과 혈관이 폭넓게 분포하고 있어 주사나 침으로 접근하기 부담스럽다. 결국 마사지가 최선책이다.

사각근 마사지

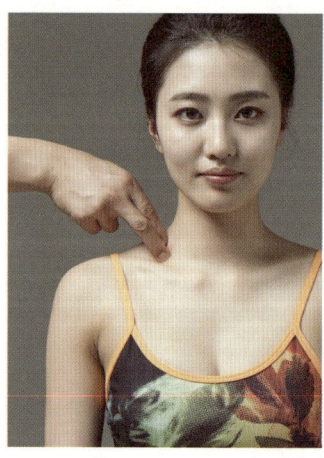 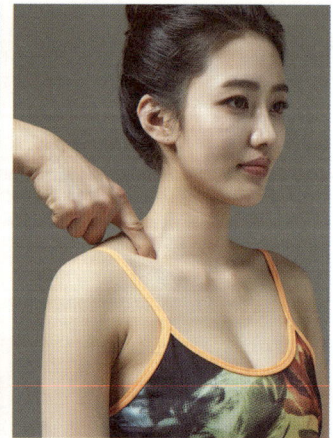

사각근 마사지.

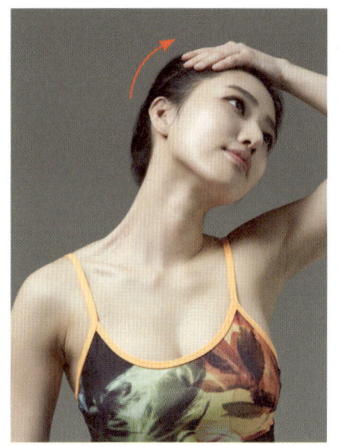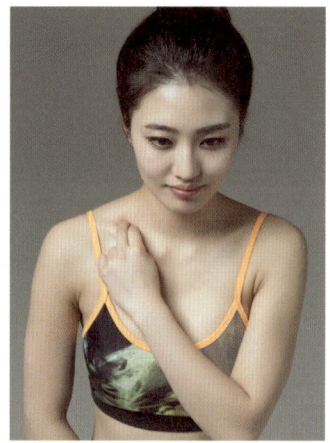

사각근 셀프 촉진과 마사지.

앞서 알아본 쇄골, 흉쇄유돌근, 견갑거근은 사각근을 찾기 위한 '랜드마크'로 이들이 이루는 삼각형 안에 사각근이 위치한다. 보다 선명한 구획 구분을 위해선 목을 길게 뺀 뒤 옆으로 살짝 돌려서 삼각지대가 두드러지게 만든다. 가장 찾기 쉬운 흉쇄유돌근에서 시작해 점차 바깥쪽 견갑거근을 향해 손끝을 '튕긴다'는 느낌으로 쓰다듬다 보면 사각근을 느낄 수 있다. 이때 로션이나 오일을 바르고 실시하기를 권한다. 사각근은 세 가닥(전사각근, 중사각근, 후사각근)으로 나뉘는데 구축이 심한 상태라면 세 가닥이 한 덩어리로 뭉쳐 있고 압통이 심할 것이다. 흉쇄유돌근에 가장 가깝게 붙어 있는 전사각근부터 마사지하여 통증을 관리하자.

현대인의 숙명

소흉근

소흉근(小胸筋, 작은가슴근, Pectoralis Minor, 속근육)은 가슴속 깊은 곳에 자리 잡아 견갑골과 늑골을 연결하는 근육이다. 수축하면 어깨가 모이고 가슴이 웅크려지는 동작을 취하게 된다. 이런 이유로 문명의 이기를 누리고 살아가는 현대인에게 있어 마치 숙명과도 같은 존재다. 오늘날 현대인이 일상생활에서 가장 가까이하는 도구는 컴퓨터 키보드와 자동차 운전대

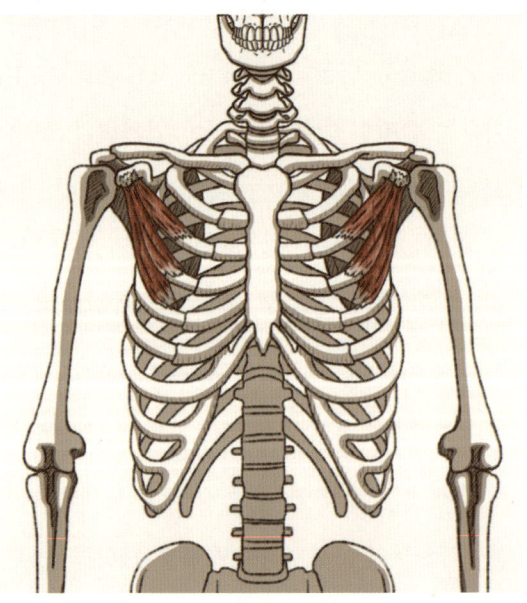

정면에서 바라본 소흉근.

다. 둘 중 하나를 붙잡고 대부분의 시간을 보내고 있다. 이는 자연스럽게 몸을 앞으로 구부린 상태로 자세가 고정되는 '굴곡 성향'으로 이어지고, 결국 소흉근의 습관적인 단축과 구축으로 이어진다. 그리고 그 결과는 끔찍하다. 흉쇄유돌근에서 시작해 목 근육을 설명하다가 갑자기 동떨어진 곳에 위치한 소흉근을 언급하는 이유가 여기에 있다. 소흉근에 문제가 생겼을 때 나타나는 증상은 사각근 이상 및 목디스크 증상과 정확히 일치한다. 손 저림과 팔의 기능 저하가 나타나는 것이다. 특히 어깨 뒤편부터 팔꿈치를 타고 엄지손가락 부근까지 저리는 증상은 소흉근 문제일 가능성이 크다. 이것은 사각근에 이상이 생긴 경우와 마찬가지로 상완신경총에서 나온 신경다발이 소흉근을 관통하기 때문에 벌어지는 신경 포착 증상이다. 소흉근에 마사지와 스트레칭을 하는 것만으로도 쉽게 해결할 수 있는 일을 목디스크나 흉곽출구증후군 같은 심각한 질환으로 오인해 불필요한 수술이나 치료를 받아서는 안 될 것이다. 통증 관리 이외에 체형 교정 측면에서도 소흉근은 중요한 열쇠를 쥐고 있다. 앞서 설명한 굴곡 성향이 습관이 되면 어깨가 앞으로 모이는 '라운드 숄더(Round Shoulder)' 체형이 된다. 이런 경우 여자들은 체형에 비해 목이 굵어 보인다고, 남자들은 신장에 비해 어깨가 좁아 보인다며 콤플렉스를 호소한다. 이 같은 문제를 호소하는 사람들이 점점 늘어나는 추세다. 이처럼 통증 문제는 물론 체형 교정에 있어서도 매우 중요한 '키머슬'인 소흉근에 대해선 3장에서 다시 한번 깊게 살펴보는 시간을 갖도록 한다.

소흉근 마사지

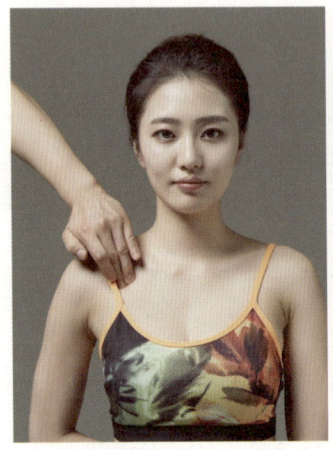
상호 억제 후 소흉근 촉진하기.

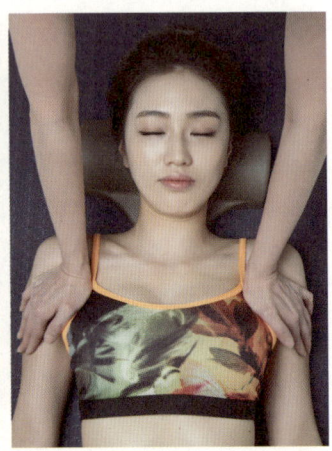
에스테틱에서 통용되는 데콜테.

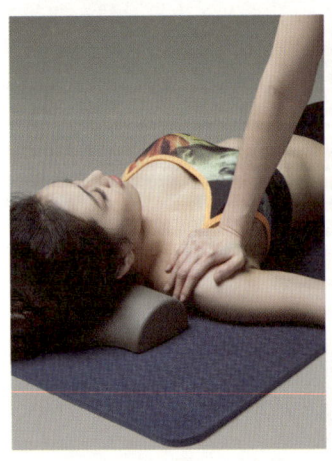
위에서 통째로 소흉근 압박하기.

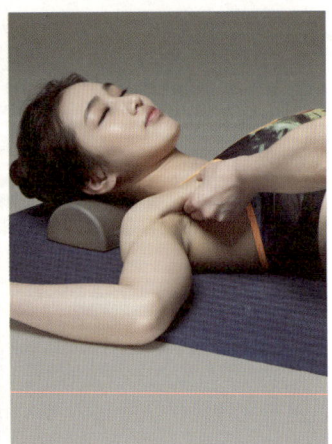
겨드랑이를 통한 소흉근 마사지.

다른 근육에 비해 다양한 마사지 기법이 존재한다. 치료 목적이 아닌 미용 마사지에서 특별히 강조하는 '데콜테' 부위에 소흉근이 포함되어 있다는 사실은 의미심장하다. 그만큼 중요하고, 속근육이라 접근하기 어렵다는 방증일 것이다. 또한 신체적으로 민감한 부위라서 남자가 여자에게 시술하기 부담스러운 부위이기도 하다. 그 어느 근육보다 셀프 마사지가 필요한 중요한 근육으로, 다양한 방법과 도구를 활용해 다각도로 접근하기를 권한다.

① 자기 손으로 마사지하기

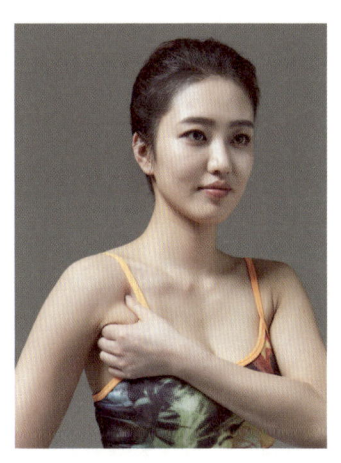

팔을 들어 올려 반대쪽 팔과 가슴 사이의 공간에 최대한 깊게 손을 집어넣는다. 이때 손아귀로 근육 섬유를 꽉 쥐듯이 소흉근을 붙잡는다. 기분 좋은 통증이 느껴질 만큼 살살 주물러준다. 가장 정석적인 소흉근 마사지 방법이지만 일선 현장에서 치료사나 마사지사에게 성추행을 당했다는 오해를 사기도 하는 민감한 측면이 있다. 따라서 셀프 마사지를 권하며, 만약 만졌을 때 너무 딱딱하고 아프면 소도구를 활용한다.

② 도구를 이용해 누르기

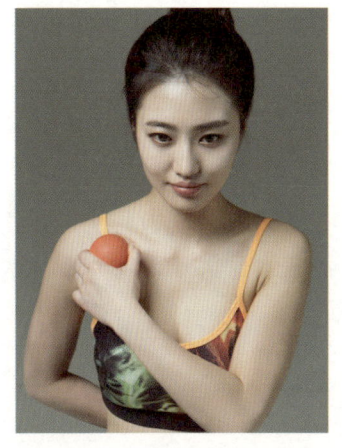

마사지할 팔을 열중쉬어 자세로 만든 뒤 반대쪽 손으로 쇄골 아랫부분을 눌러 지압한다. 소흉근과 연결된 쇄골 밑으로 압력을 전달하는 방식이다. 공간과 장소의 제약 없이 시행할 수 있다는 장점이 있지만 마사지 효과가 덜하다는 단점이 있다. 손으로 직접 누르기보다 딱딱한 공이나 지압구 등을 이용해 압력을 보강하는 게 좋다.

③ 기둥이나 벽면 활용하기

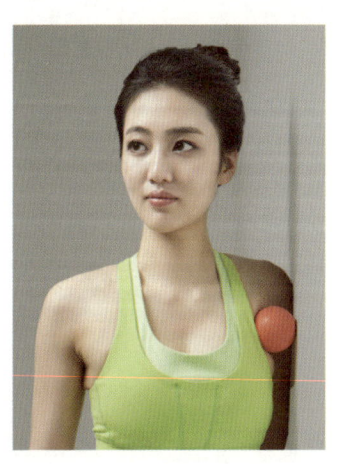

②의 방식이 실효를 거두기 어려울 때 사무실, 학교 등의 공간에 돌출된 기둥이나 벽면을 이용해 마사지해보자. 일어선 상태에서 팔과 가슴 사이에 공을 대고 벽에 기댄다. 몸을 앞으로 기울여 체중을 이용해 소흉근을 마사지한다.

④ 소도구를 이용해 눕거나 엎드려 마사지하기

　소도구를 이용해 바닥에 눕거나 엎드려 마사지하는 방식이다. 자기 체중을 완전히 실을 수 있기 때문에 다소 부정확한 촉진에도 소흉근까지 압력이 전달되는 장점이 있다. 이때 추천되는 도구는 폼롤러보다는 공이다. 압력이 집중되기 때문에 보다 정확한 효과를 낸다. 경우에 따라서는 지압봉 형태의 장비도 활용 가능하다.

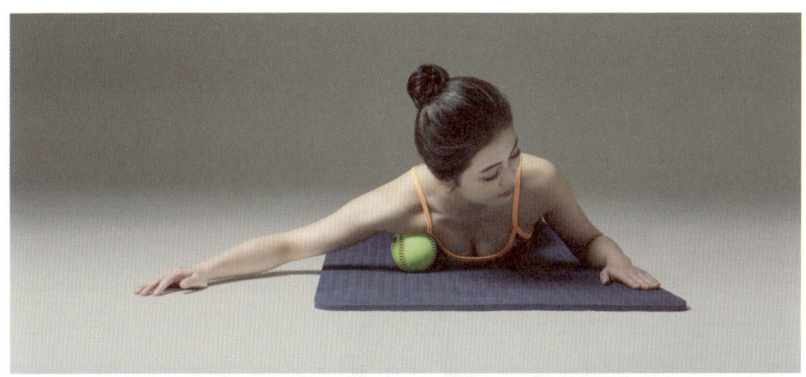

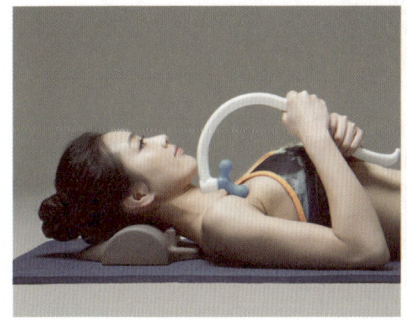
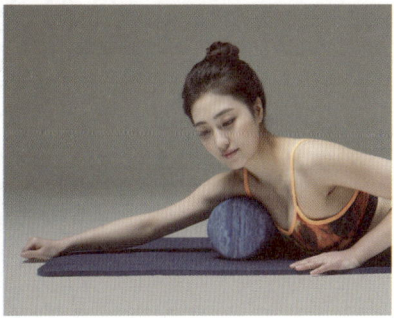

승모근과 비슷한 듯 다른 너
견갑거근

견갑거근(肩胛擧筋, 어깨올림근, Levator Scapulae, 속근육)은 이름처럼 견갑골을 들어 올리는 근육이다. 견갑골 위쪽에서 시작해 목으로 이어져 있기 때문에 수축하면 견갑골이 목 쪽을 향해 올라오고, 견갑대를 고정한 상태에서 수축하면 목이 돌아간다. 이름과 달리 목을 회전시키는 임무를 하나 더 가지고 있다. 잠자리가 불편해 다음 날 아침 목이 제대로 돌아가지 않

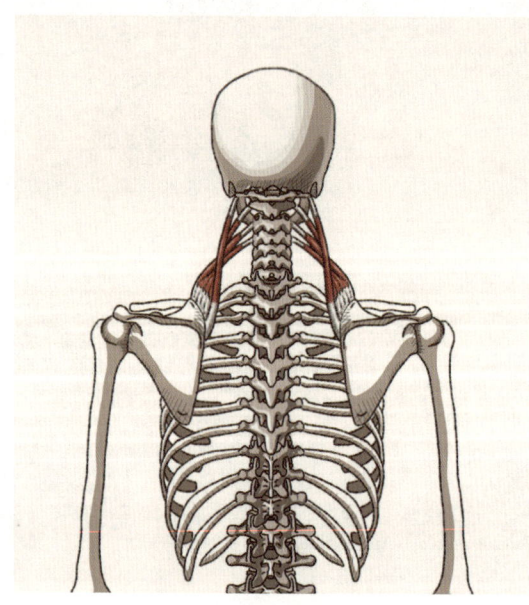

등 뒤에서 바라본 견갑거근.

는 증상을 겪은 사람들은 십중팔구 견갑거근에 문제가 생긴 것이다. 또한, 두통을 유발하는 대표적인 근육이기도 하다. 뒤에서 알아볼 긴장형 두통의 주요 원인 중 하나가 바로 견갑거근이다. 목이 뻐근한 사람들로 하여금 본능적으로 스트레칭하거나 마사지하게 만드는 근육이지만 정확한 지식이 없으면 승모근에 묻혀 제대로 관리하기 어렵다.

견갑거근 마사지

견갑거근은 승모근과 상당 부분 문제를 공유한다. 승모근에 인접한 데다 견갑골을 들어 올리는 동작에서 두 근육이 협응하기 때문에 한쪽이 약해지면 이를 보상하기 위해 다른 한쪽이 과사용되기 쉽다. 견갑거근에 문제가 있다면 승모근도 함께 풀어주자.

정확한 촉진을 위해 목은 대각선 방향으로 길게 늘이고 한쪽 팔은 열중쉬어 자세를 한다. 이때 어깨가 들리지 않도록 주의한다. 자세를 잡아 최대한 견갑거근을 노출시켰다면 반대쪽 손의 검지와 중지로 유양돌기 부근에서부터 견갑골까지 천천히 짚고 내려오면서 꾹꾹 눌러준다. 유달리 아픈 구간이 있다면 누른 상태에서 손가락으로 비비며 압박하는 것도 좋다. 손으로 누르는 게 불편하면 사진처럼 전용 마사지 도구를 이용하면 상부승모근을 비롯해 목에 인접한 근육들을 골고루 풀어줄 수 있다.

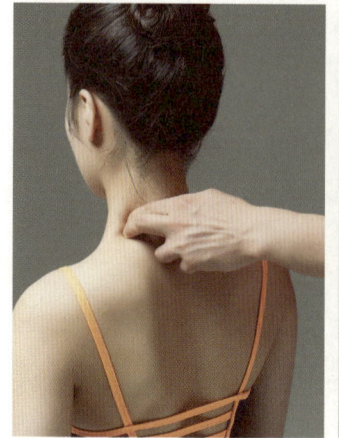 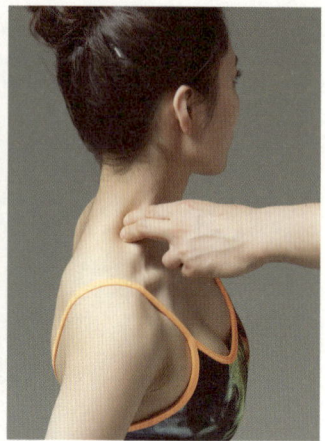

견갑거근 마사지.

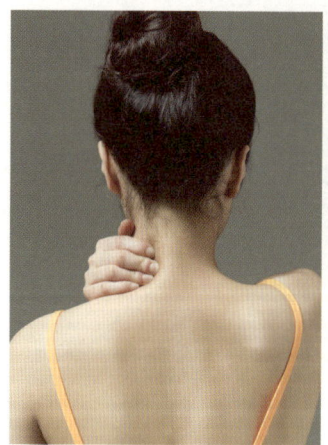 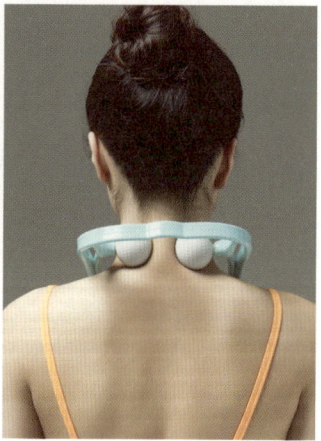

견갑거근 셀프 마사지.

두통의 제왕

판상근

판상근(板狀筋, 널판근, Splenius, 속근육)은 크게 두 가닥으로 구성되며, 부위에 따라 뒤통수와 목에 붙는 두판상근(머리널판근)과 목과 등에 붙는 경판상근(목널판근)으로 나뉜다. 둘 다 다른 근육(승모근과 능형근) 아래층에 위치한 데다 널빤지라는 이름처럼 두께가 얇아 따로 구분해서 접근하기가 매우 어렵다. 따라서 이를 판상근이라 통칭하고 한 번에 접근하도록 한다.

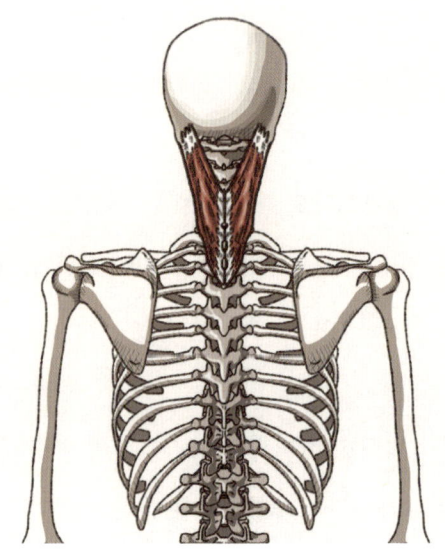

등 뒤에서 바라본 판상근.

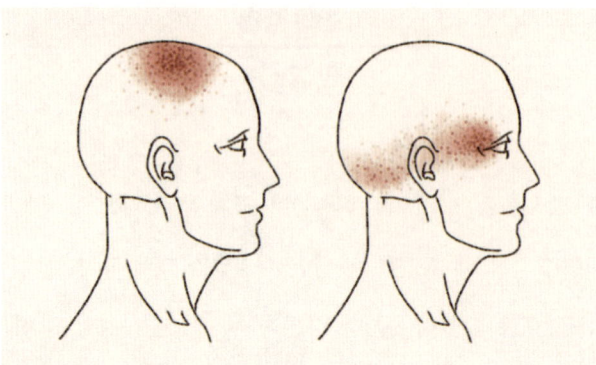

판상근의 통증 유발점이 일으키는 두통의 양상. 두판상근이 일으키는 문제는 정수리 부근의 날카로운 통증이며, 경판상근의 문제는 안구와 눈두덩이를 쥐어짜는 느낌으로 나타난다.

판상근은 목 건강에서 굉장히 중요한 근육이다. 이 근육은 목 앞쪽에 위치한 흉쇄유돌근과 '짝꿍'이다. 유양돌기를 기준점 삼아 한곳에서 만나는데, 흉쇄유돌근은 목을 앞으로 당기고 판상근은 목을 뒤로 당겨 균형을 이룬다. 이렇게 서로 반대 방향으로 힘의 균형을 이루는 근육들을 가리켜 '짝힘(Couple Force)' 관계라고 하는데, 이런 짝힘의 균형이 깨질 때 어깨의 높낮이 변화나 척추 측만, 거북목 같은 체형 변화가 일어난다. 만약 흉쇄유돌근의 상태가 좋지 않다면 판상근의 상태 또한 악화되어 있을 가능성이 크다.

판상근의 상태가 나빠지면 나타나는 가장 특징적인 증상은 극심한 두통이다. 현대인이 겪는 원인 모를 두통의 숨은 주범이라 해도 과언이 아니다. 판상근은 깊은 곳에 위치한 만큼 여기에 형성된 트리거 포인트와 방사통은 머릿속이 울리는 느낌으로 나타난다. 이 때문에 많은 사람들이 판상근으로 인한 두통을 머릿속에 이상이 생긴 것으로 오인해 두부 CT 촬영이나 뇌혈관 조영검사 등을 받기도 한다.

두판상근에 문제가 생기면 정수리 부분에 콕콕 쑤시는 두통이 나타난다. 이를 경험한 사람들의 표현을 빌리면 마치 벌에 쏘인 것 같다거나 일정한 간격을 두고 바늘로 해당 부위를 찌르는 것 같다고 한다. 경판상근에 문제가 생기면 눈두덩이 주위에 압력이 가해진다. 마치 누군가가 눈알을 쥐어짜는 것 같은 부하가 안구에 생겨 책을 읽거나 모니터를 주시하는 데 어려움을 겪을 정도다. 이 때문에 녹내장처럼 안구 자체에 압력이 오르거나 머릿속에 종양이 생긴 뇌 질환 등으로 오해하기 쉽지만 실은 판상근으로 인한 '근육통'에 가깝다. 통증의 강도와 빈도가 상당한 것을 감안해 판상근에겐 '두통의 제왕'이라는 별명을 붙여줄 수 있겠다.

판상근 마사지

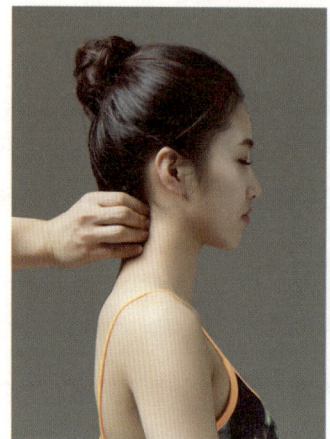 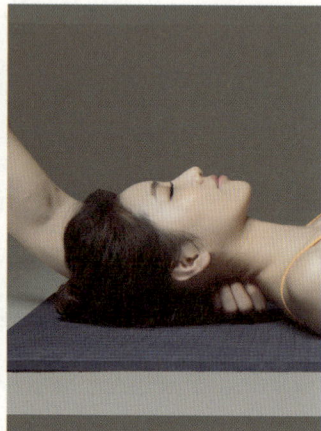

어미 고양이 마사지.

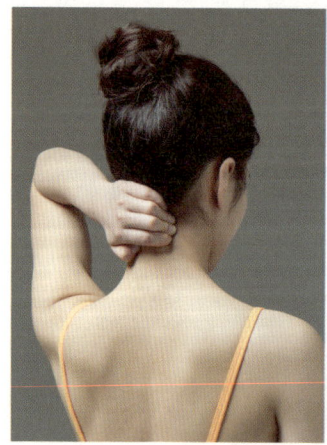 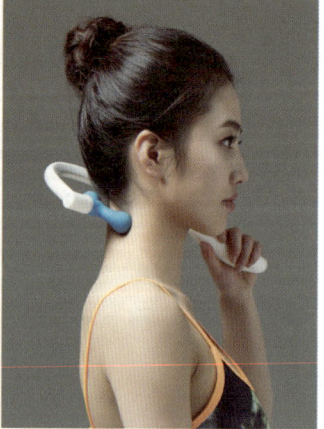

판상근 셀프 마사지.

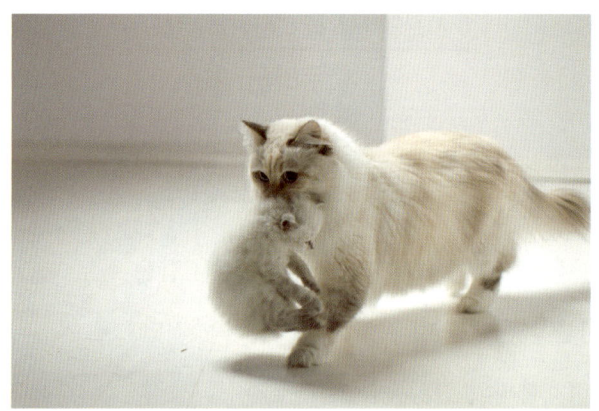
어미 고양이가 새끼 고양이를 물고 가는 모습.

판상근은 목 뒤 깊은 곳에 위치하고 있어서 촉진이 쉽지 않으니 측면에서 접근한다. 이때 애용되는 마사지 기술이 '어미 고양이 마사지'다. 시술자는 손을 갈고리 모양으로 만든 뒤 누워 있는 상대의 머리를 손으로 받친 다음 목을 잡아 위아래로 긁어내렸다 올렸다 한다. 이는 마치 어미 고양이가 새끼 고양이를 옮기기 위해 뒷목을 물고 가는 모양새를 연상시킨다.

  셀프 마사지를 할 때도 손을 갈고리 모양으로 만들어 목 옆면을 긁어주는 방법을 이용한다. 목이 두꺼워 한 손에 잡히지 않는다면 양손을 갈고리 모양으로 하여 나비 형태로 만들어 실시한다. 이 자세가 불편하다면 갈고리 모양의 지압봉을 이용해 좌우 측면을 번갈아 가면서 눌러준다.

시원한 쾌감을 선사하는 버튼
후두하근

후두하근(喉頭下筋, 뒤통수밑근, Suboccipitals, 속근육)은 매우 특별한 근육이다. 깊은 곳에 위치해 잘 보이지는 않지만 존재감은 실로 대단하다. 해외 물리치료사들 가운데는 이 지점을 마사지하는 것만으로 전신의 컨디션이 개선되어 정체불명의 만성통증증후군과 각종 신경장애가 치료된다고 주장하는 이들도 있다. 후두하근이 뇌와 인접한 뒤통수의 깊은 곳에 위치해 경막(뇌와 척수를 둘러싼 뇌막의 일부)과 직접 연결되어 있다는 사실을 근거로 들어 이를 풀어주면 중추신경계의 전반이 좋아지는 효과가 나타난다

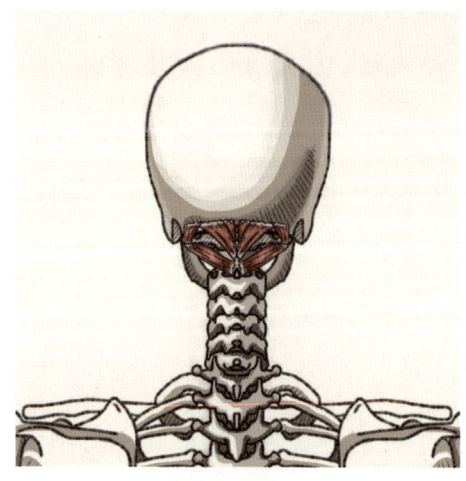

등 뒤에서 바라본 후두하근.

는 것이다. 주장의 진위 여부를 떠나 후두하근은 신경 써서 마사지할 가치가 있는 근육이다. 만져주면 기분이 정말로 좋다. 후두하근은 감각을 느끼는 근방추체(Muscle Spindle)의 밀도가 일반적인 골격근에 비해 수십 배(엉덩이 근육 기준 45배)가량 높은 민감한 근육이다. 민감도로 따지자면 가히 성감대에 비견될 만하다. 후두하근으로 인한 두통이 없는 사람이라도 한번 만져보면 느껴본 적 없던 시원함과 짜릿함에 매료될 것이다.

후두하근 마사지

후두하근 마사지는 양손의 검지부터 새끼까지 네 손가락을 세워 뒤통수와 목이 만나는 지점을 받쳐주고, 엄지와 부드러운 손바닥으로는 뒤통수를 베개처럼 받쳐주는 기법을 사용한다.

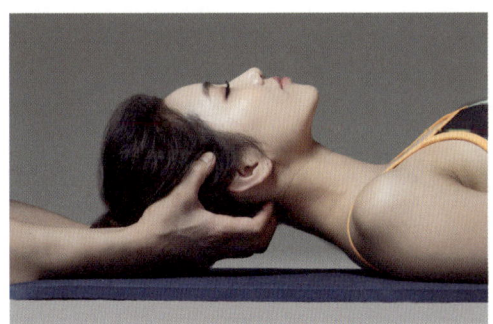

후두하근 마사지.

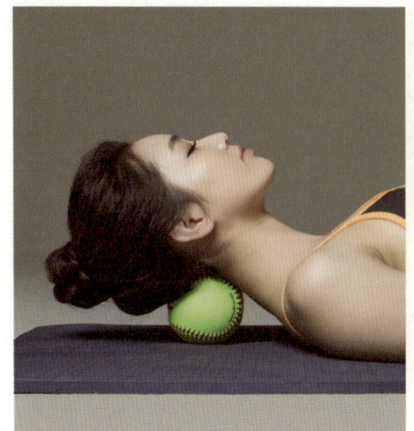 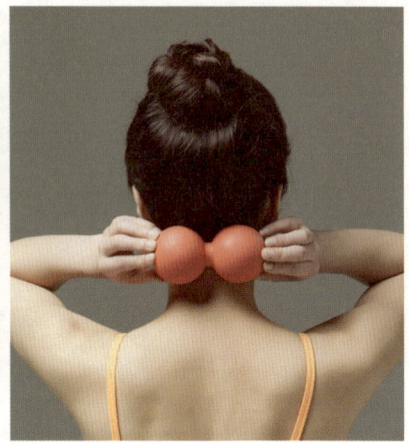

공을 이용한 후두하근 셀프 마사지.

혼자서 재현하기 위해선 뒤통수와 목이 만나는 지점에 공을 대고 바닥에 눕는 게 좋다. 소프트볼 정도의 큰 공 1개를 이용하거나 작은 공 2개를 붙인 땅콩볼을 이용한다. 목과 얼굴에 힘을 빼기 위해 입을 반쯤 벌리고 길게 숨을 내쉬어 전신을 이완시킨다. 이 상태로 가만히 누워 있는 것만으로도 충분히 마사지가 된다. 조금 더 욕심을 내고 싶다면 머리를 좌우로 갸웃거리면서 후두하근 부위를 적극적으로 문질러주자. 앉아서 손가락이나 마사지 스틱 등의 소도구를 이용해도 되지만, 누워서 실시하면 안정감과 편안함을 느낄 수 있다.

이래봬도 턱 근육이다
측두근

'관자놀이'라 부르는 귓가엔 측두근(側頭筋, 관자근, Temporalis, 겉근육)이 존재한다. 형태는 가리비를 연상시키는데, '형태는 기능을 따른다'고 한 설리번의 말을 떠올리면 그 기능을 쉽게 짐작할 수 있다. 조개관자가 조개껍데기를 열고 닫을 때 쓰이듯, 측두근은 턱을 열고 닫을 때 사용된다. 이어서 소개할 교근, 익돌근과 함께 '저작근(Masticatory Muscle, 씹기근육)'으로 분류된다. 위치와 상관없이 '턱 근육'이라고 보면 된다. 근육의 힘살 부위는 두개골 측면에 붙어 있지만 끝부분의 건은 아래턱뼈에 연결

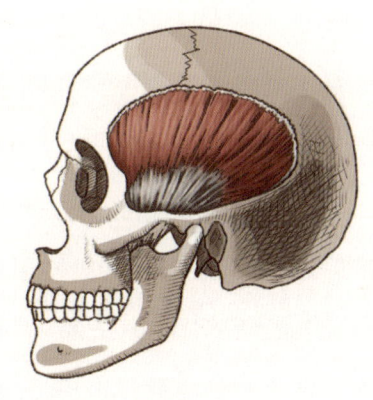

측면에서 바라본 측두근. 아래턱과 연결되어 있는 점에 주목하자.

되어 있다. 따라서 근육이 늘어나면 턱이 열리고 수축되면 턱이 닫힌다. 턱을 움직이는 근육으로, 말하고 먹고 마실 때 쉼 없이 일하는 근육이다.

측두근의 기능이 떨어지면 관자놀이 인근에 두통이 나타난다. 그러나 진짜 문제는 따로 있다. 턱관절에 연결된 저작근인 만큼 증상이 심화되면 턱관절증후군(TMJ)을 유발할 수 있다. 턱관절증후군으로 고통받는 사람들에게 저작근 마사지는 매우 경제적이면서도 손쉬운 해결책이 된다.

측두근 마사지

측두근 마사지는 누구나 무의식중에 해본 경험이 있다. 머리가 지끈거릴 때 본능적으로 손가락을 세워 관자놀이를 꾹꾹 지압하게 된다. 그러나 이런 식으로 마사지를 자주 할 경우 반발력으로 인해 근육이 더 강하게 수축될 수 있으므로 주의를 요한다. 측두근뿐만 아니라 안면부의 근육은 대체로 부피가 작고 두께가 얇다. 또한 후두하근처럼 신경수용기가 많아 매우 민감하다. 따라서 이들을 풀어줄 땐 굉장히 부드러운 압력으로 실시해야 한다. 손끝을 가볍게 갖다 댄 상태에서 편안히 심호흡을 하는 것만으로도 이완시킬 수 있다. 측두근은 귀를 중심으로 앞뒤로 퍼져 나가는 부채꼴 형태를 취하고 있으니 귓등 근처에서 손가락을 모아 천천히, 최대한 부드럽게 쓰다듬어주면 된다. 도구를 사용하고 싶다면 바닥에 공을 대고

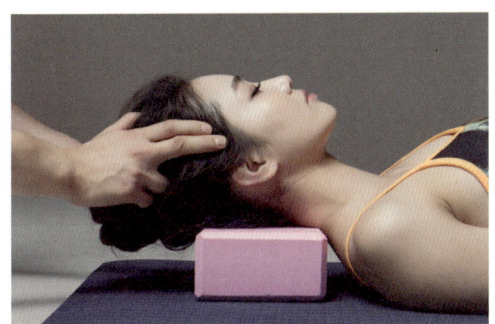

측두근 마사지.

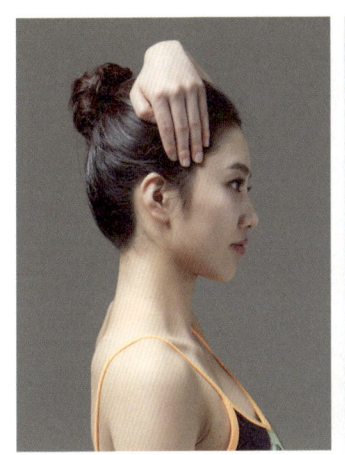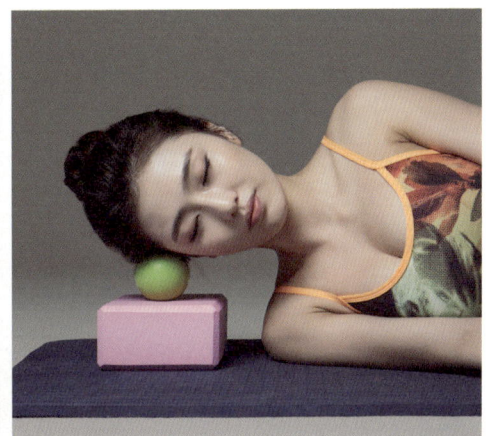

측두근 셀프 마사지.

옆으로 눕는데, 이때 목이 편안하도록 두꺼운 책을 받침대로 활용해도 좋다. 공은 가급적 부드러운 제품을 선택한다.

단순히 얼굴이 작아지는 마사지가 아니다
교근

교근(咬筋, 깨물근, Masseter, 겉근육)은 일반적으로 잘 알려진 근육이다. 안면 경락이라는 이름으로 행해지는 '얼굴 작아지는 마사지'가 바로 이 교근에 실시하는 마사지다. 실제로 교근이 발달하면 아래턱을 중심으로 얼굴이 각지고 커 보인다. 교근을 마사지하면 혈액순환이 원활해지면서 부기가 빠져 얼굴이 작아지는 효과가 있다. 교근 마사지는 원인 불명의 두통이나 턱관절증후군을 앓고 있는 이들에게 미용 차원을 넘어 치료 수단이 되기도 한다. 교근이 수축하는 힘은 상당히 강력해 턱관절 통증을 유

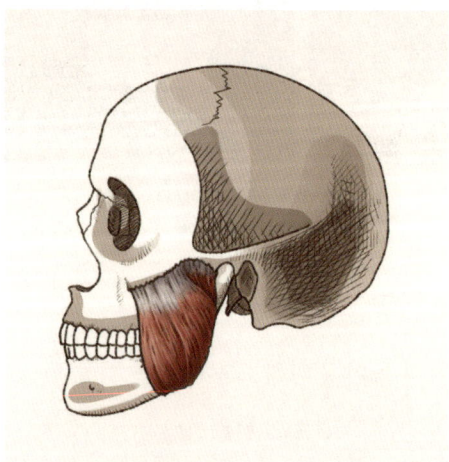

측면에서 바라본 교근.

발하는 핵심 원인을 제공한다. 원래 입을 다물고 있을 때는 윗니와 아랫니가 서로 만나지 않아야 정상이다. 그런데 교근이 필요 이상으로 긴장한 상태에서 지나치게 입을 앙 다물게 되면, 이로 인해 통증이 발생한다. 턱관절증후군 환자에게 처방되는 스플린트(마우스피스 형태로 입안에 물고 있는 의료기기)는 윗니와 아랫니 사이에 공간을 만들어 교근을 이완시키는 치료 도구다. 이와 함께 이완 및 치료 효과를 볼 수 있는 방법은 마사지다.

교근 마사지

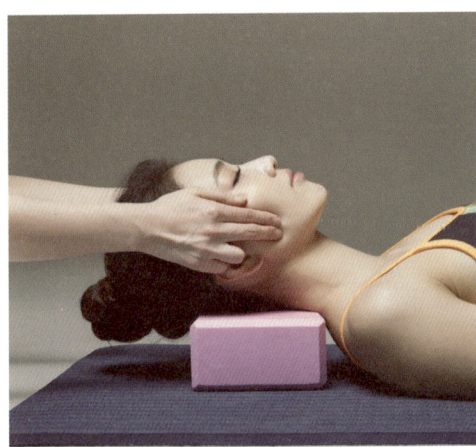 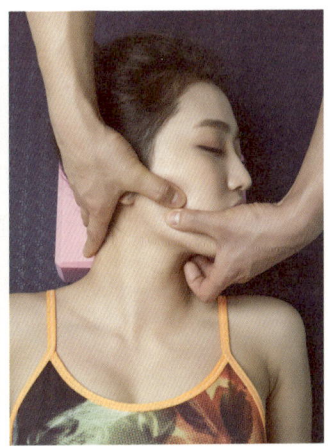

교근 마사지.

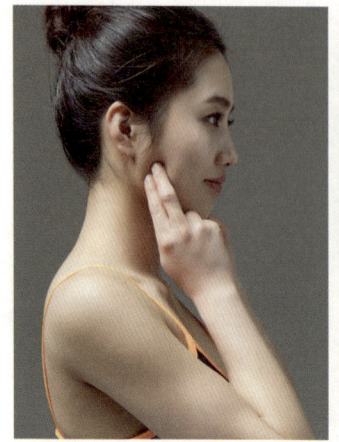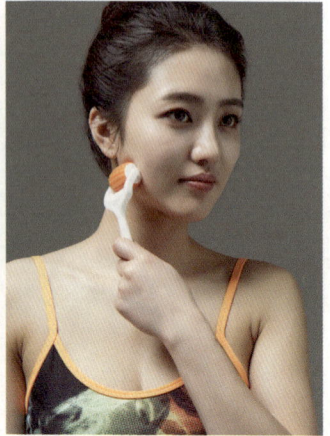

교근 셀프 마사지.

교근의 근육결은 광대뼈에서 아래턱으로 비스듬하게 흐른다. 손끝으로 아래턱 부근을 촉진하면 쉽게 만질 수 있다. 남성에 비해 치악력(무는 힘)이 약한 여성들은 교근의 크기가 작아 파악하기 어려울 수 있다. 이럴 땐 근육결의 수직 방향, 즉 광대뼈 아래쪽에서 귓구멍 방향으로 쓰다듬으면서 살짝 튀어나온 근육의 힘살을 느껴본다. 교근의 위치를 파악했다면 손끝으로 가만히 눌러가며 마사지를 실시한다. 강한 힘으로 세게 긁어내거나 비비는 마사지를 선호하는 사람들도 있지만, 안면부 근육은 최대한 부드럽게 만져주는 것을 원칙으로 삼는다. 모서리가 둥근 형태의 지압구나 지압봉을 이용해 가볍게 눌러주는 방법도 있다.

턱 통증의 숨은 날개
익돌근

익돌근(翼突筋, 날개근, Pterygoid, 속근육)은 교근보다 더 깊은 곳에 자리한 근육이다. 측두근, 교근과 같이 턱을 움직이는 저작근으로서 턱관절증후군의 주요 원인이기도 하다. 워낙 깊은 곳에 위치해 손이 잘 닿지 않는다는 치명적인 문제가 있다. 이 근육에 문제가 생기면 교근과 측두근을 열심히 마사지해도 통증이 줄어들지 않는다. 물론 인접근을 풀어주면 통증 해소에 어느 정도 도움이 되기는 하지만, 익돌근을 직접 풀어주는 것만 못하다. 따라서 턱관절증후군으로 고생하고 있다면 다소 어렵더라도 익

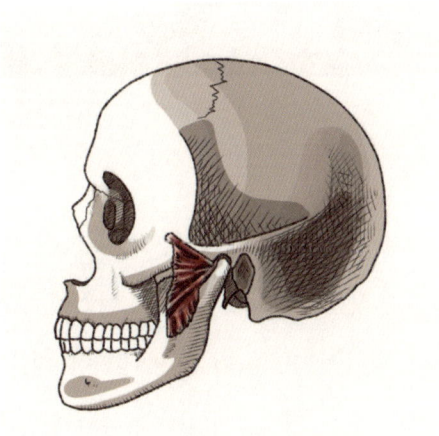

측면에서 바라본 익돌근. 측두골을 잘라낸 아래층을 보여주는 그림.

돌근을 자가 촉진해 마사지하는 방법을 꼭 익히도록 한다. 익돌근은 크게 두 갈래(외측, 내측)로 이루어져 있다.

| 익돌근 마사지 |

- 외측익돌근

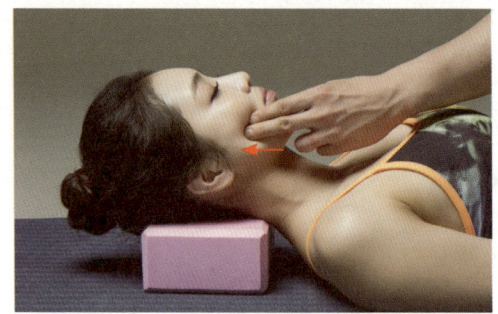

외측익돌근 마사지.

자신의 귓구멍 바로 앞, 턱과 귀가 만나는 지점을 손가락으로 눌러본다. 일순간 움푹 들어가는 작은 홈이 느껴지는데 이것이 두개골과 턱뼈가 만나는 턱관절 면이다. 턱관절 디스크가 있어 예민한 부위다. 턱관절증후군 환자들 가운데 이 디스크가 찢어지거나 삐져나와 통증을 일으키는 경우도 있으므로 주의를 요한다. 이곳을 손가락으로 짚은 뒤 아주 작은 압력,

즉 눈꺼풀 위로 눈동자를 눌러도 아프지 않게 느껴질 정도의 부드러운 압력을 가하면서 최대한 천천히 손끝에 느껴지는 뼈 라인을 따라 앞으로 밀어준다. 이렇게 하면 익돌근뿐만 아니라 교근 윗부분도 일부 마사지된다.

● 내측익돌근

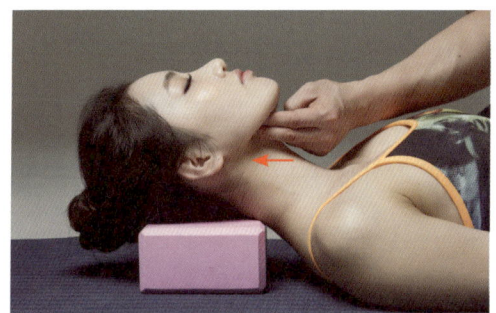

내측익돌근 마사지.

내측익돌근은 교근과 턱뼈에 덮여 있으므로 턱 밑에서 접근한다. 아래턱으로 이어지는 턱뼈 안쪽으로 손가락을 찔러 넣는다. 턱뼈 안쪽 라인에서, 아래서 위로 찍어 올리다 보면 근섬유다발이 느껴지는데, 이를 느꼈다면 가만히 손을 대고 기다린다.

말하기 위해서도 근육은 일을 한다
이복근

이복근(二腹筋, 두힘살근, Digastric, 속근육)은 턱 밑에 위치한 근육으로 두 갈래로 갈라져 이복(힘살이 2개)이라는 이름이 붙었다. 정말 존재감이 없는 근육이지만 피로에 찌들어 있을 가능성이 높다. 주요 기능은 침을 삼키거나 말할 때 혓바닥의 움직임을 보조하는 것이다. 살아 있는 사람이라면 누구나 가혹하게 부리는 근육인데 이 근육을 관리할 생각은 전혀 하지 못한다. 찾기도 쉽고 마사지로 얻을 수 있는 쾌감도 크니 수시로 풀어주자.

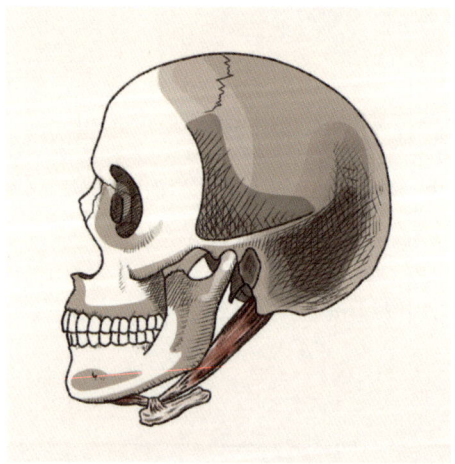

측면에서 바라본 이복근.

이복근 마사지

마사지 요령은 간단하다. 양쪽 손가락을 세워 아래턱 한가운데 갖다 댄다. 목젖을 향해 손가락을 미끄러뜨린다는 기분으로 밀어 넣다가 턱선을 따라 턱밑을 쓰다듬어 준다. 유달리 아픈 부위가 있다면 손가락을 갖다 댄 다음 비벼주면 된다. 가수, 성우, 교사, 강사, 전화상담원같이 말을 많이 하는 직업을 가진 사람이라면 후두하근에 버금가는 시원함을 느끼게 될 것이다. 시중에서 파는 마사지 롤러나 지압구를 이용해도 좋다. 간혹 욕심이 지나쳐 무리하게 힘을 주면 인근을 지나는 바깥쪽 목동맥에 압력이 가해져 불편함을 느낄 수도 있으니 주의한다.

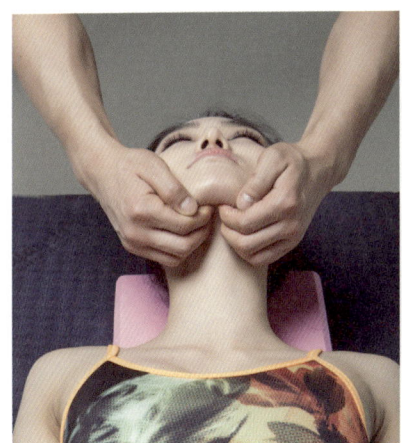 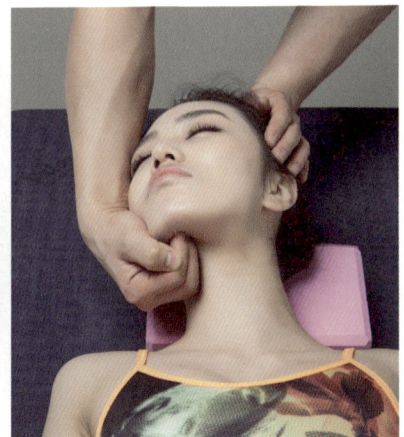

이복근 마사지.

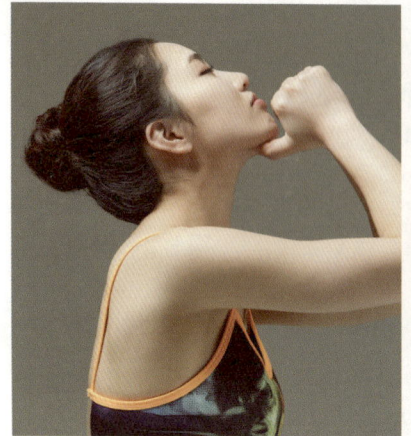 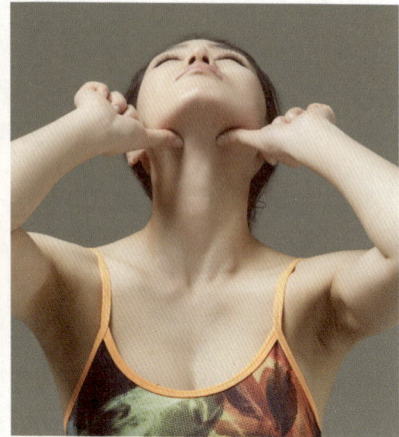

이복근 셀프 마사지.

잘 듣는 진통제는 따로 있다?

트리거 포인트로 생기는 만성 통증 질환은 '근육통'의 일종으로 볼 수 있다. 따라서 통증이 심할 때 진통소염제를 복용하면 좋은 효과를 보기도 한다. 한 가지 짚고 넘어갈 점은 가장 널리 알려진 제품인 타이레놀(아세트아미노펜)의 경우 진통 효과가 상당히 떨어진다는 것이다. 사실 아세트아미노펜의 최대 장점은 부작용이 작다는 점이다. 따라서 약을 찾는다면 엔세이드 계열(NSAIDs: Non-Steroidal Anti-Inflammatory Drugs, 비스테로이드성 항염증제)의 진통소염제가 보다 적합하다. 이들은 염증성 물질인 프로스타글란딘(PG: Prostaglandin)의 합성을 차단하기 때문에 근육통에 효과가 있다. 대표적인 성분으로 이부프로펜(Ibuprofen)과 나프록센(Naproxen)을 들 수 있다. 일반 의약품으로 별도 처방 없이 약국에서 쉽게 구입할 수 있고 생리통이나 치통 완화의 목적으로 널리 이용되고 있다.

일반 의약품이라고 해도 부작용은 존재한다. 프로스타글란딘 합성을 차단하기 때문에 사람에 따라선 속쓰림과 위점막 출혈 같은 부작용이 나타날 수 있으니 공복에 복용하는 것을 피하고 반드시 정량을 준수하자.

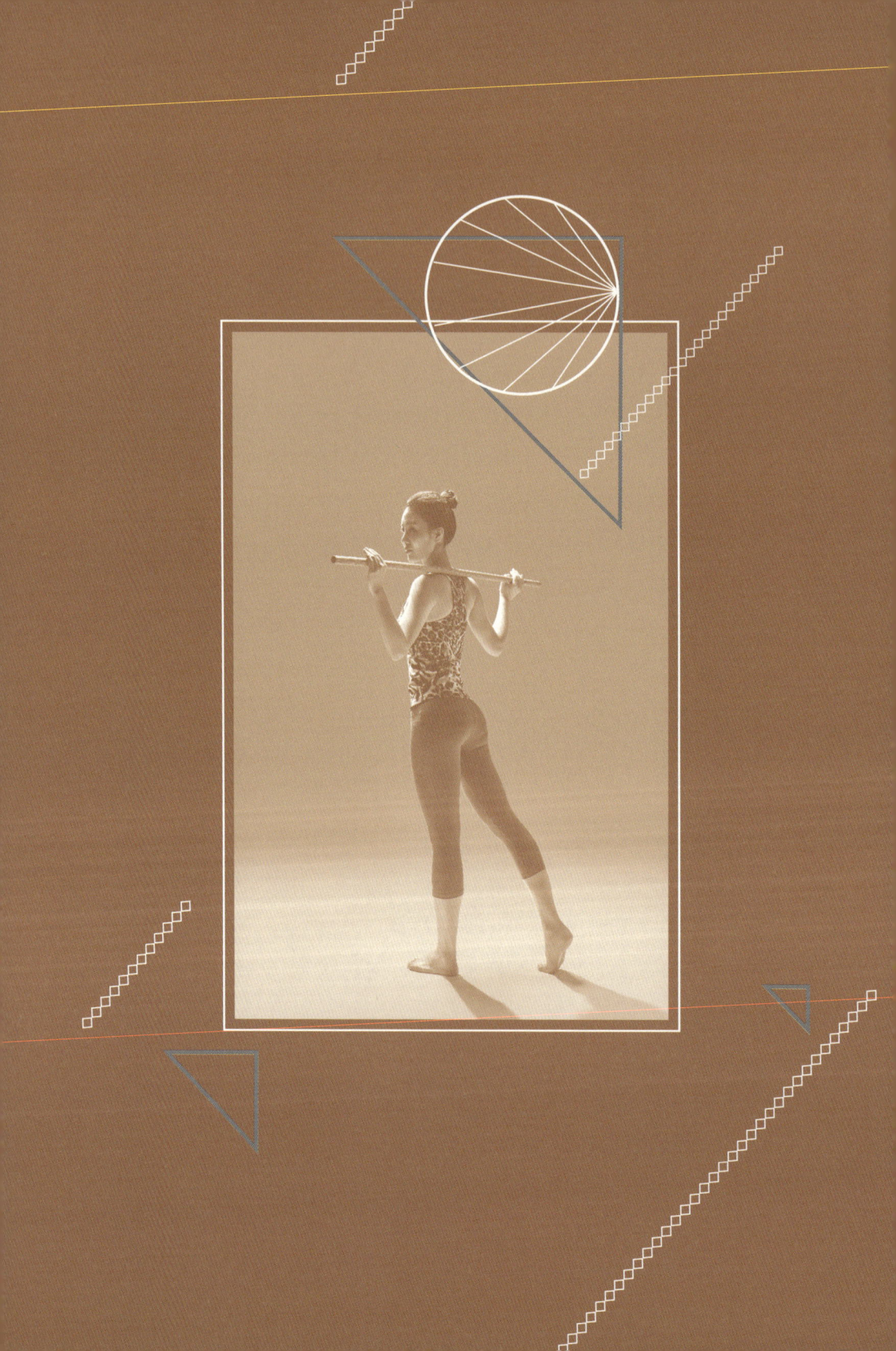

3장

사례와 증상을 통해 알아보는 실전 셀프 마사지

흔히 겪을 수 있는 목과 어깨 주변 통증 사례를 담았다. 사례에 소개된 증상에 따라 2장에서 배운 해부학 지식을 연결해 어떤 부위를 체크해야 하는지 알려준다. 각 증상에 따라 마사지와 스트레칭 방법 그리고 재발 예방 운동법까지 제시한다.

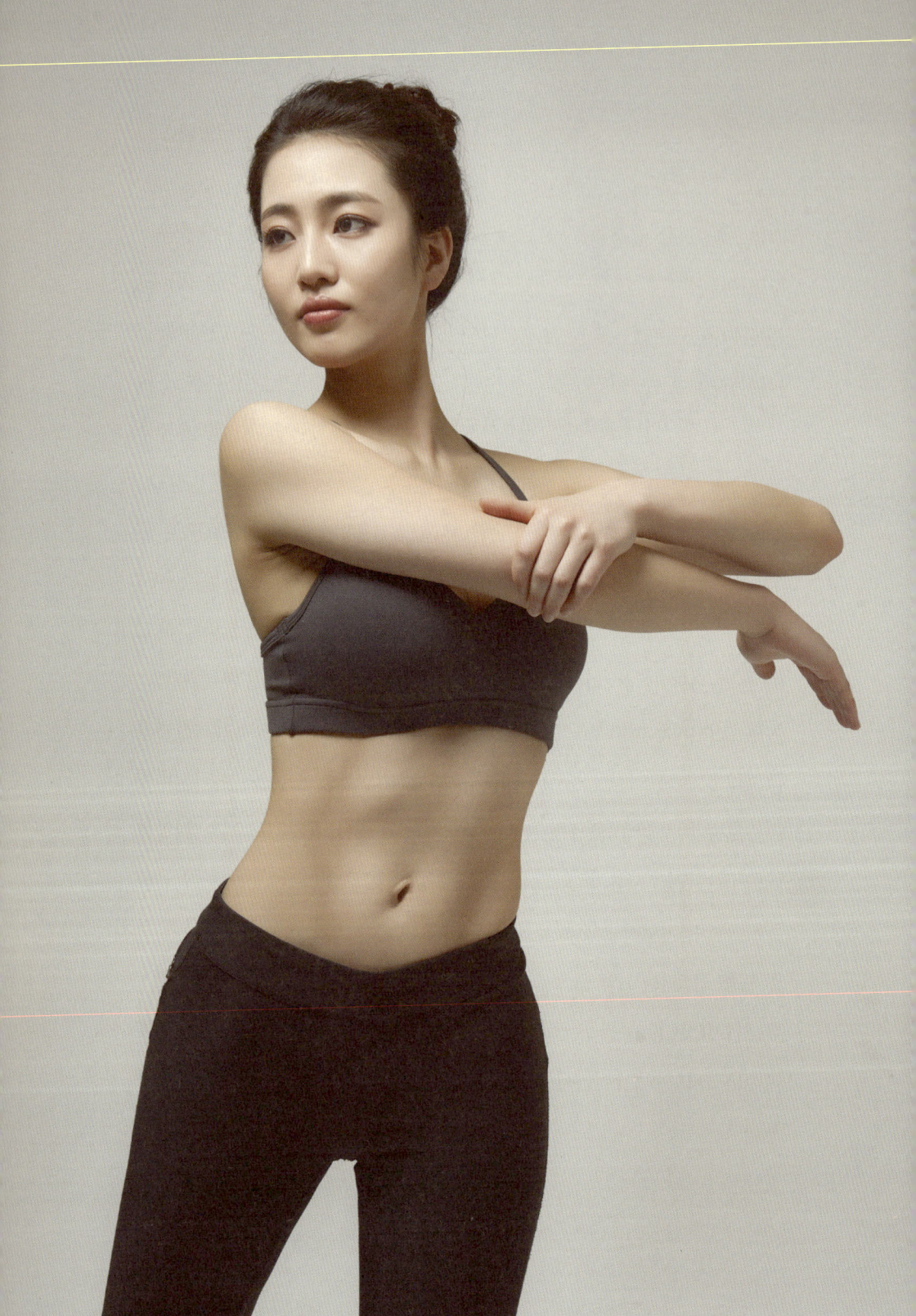

구슬이 서 말이라도 꿰어야 보배다. 견갑대에서 통증을 일으키는 주요 근육들을 조각내서 부위별로 알아보는 것만으로는 부족하다. 우리의 목표인 '집에서 혼자 하는 통증 관리 홈트레이닝'에 도달하기 위해선 해부학적 지식을 실제 증상과 연결해 적용할 수 있어야 한다. 지식과 이론으로 무장이 끝났다면, 지금부터는 본격적인 실천의 시간이다. 구체적인 사례와 증상에 맞춰 어느 부위를 어떤 식으로 마사지할 것인가 고민해보는 단계에 왔다. 드디어 '자가근막이완(SMR: Self Myofascial Release)'의 세계에 입문하게 된 것이다.

사례 1

누구나 담이 들고
뭉친다는 바로 그곳

거대한 머리를 척추로 지탱하고 직립보행 하는 인체 구조상의 취약점과 현대 문명사회의 생활습관이 결합되면, 근육이 유달리 짧아지고 약해져 통증 호발 부위가 생긴다는 사실은 앞서 여러 차례 강조했다. 그런데 이 호발 부위 가운데 '0순위'를 꼽아보라고 한다면 목을 타고 등까지 내려오는 부위, 즉 등 통증이라 하겠다. 해부학적으로 표현하면 상부승모근과 그 아래층에 존재하는 양측 견갑골 사이의 능형근이다. 직종과 성별, 연령을 막론하고 현대인이라면 누구나 만성 통증을 호소하는 부위다. 너무나 흔한 나머지 다들 간과하고 있는 게 아닌가 싶을 정도다. 마땅한 병명도 없이 관습적으로 '등이 뭉쳤다' 또는 '담이 들었다'라고 표현하거나 한의학에서 통용되는 견배통(肩背痛) 혹은 견비통(肩臂痛)의 명칭으로 대신한다.

이 부위의 통증 때문에 병원을 찾겠다는 발상을 가진 사람도 드물고, 설

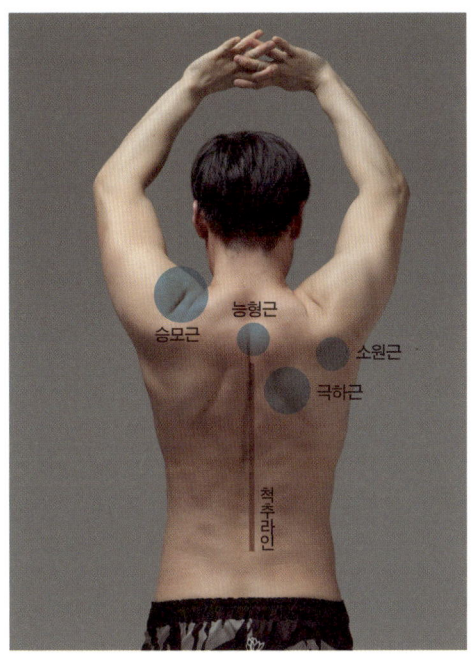
통증이 흔하게 발생하는 근육 부위.

령 병원에 간다 하더라도 명쾌한 해답이 있을 거라곤 기대하지 않는다. '나만 그런 게 아니라 요즘은 누구나 다들 이 정도는 아프니 내가 참아야지' 하며 당연하다는 듯 고통을 감내한다. 그러나 증상이 심각한 사람은 하루 24시간 한시도 멈추지 않고 등살을 물어뜯기는 느낌, 만화 주인공 '가난을 등에 업은 소녀'처럼 통증을 등에 업고 있는 것 같다며 극심한 고통을 호소한다.

━ 통증을 등에 업은 소녀 혹은 소년들 ━

상부승모근-능형근 통증은 참아서 해결될 게 아니라 적극적으로 대응해야 하는 '병'이다. 그러나 이에 대한 대다수의 대응책은 대증요법에 가깝다. 발병 원인을 치료하기보다는 증상 완화를 목적으로 한다. 마치 감기 걸린 사람에게 항히스타민제나 슈도에페드린 성분이 든 약을 투여하는 것과 같다. 우리가 먹는 감기약은 근본 원인인 감기 바이러스를 잡는 치료제가 아니라 바이러스로 인한 증상만 완화시킨다. 현재는 매년 새롭게 다양한 변종이 생기는 감기 바이러스에 대항할 수 있는 항바이러스제가 없다. 따라서 '감기는 약을 먹어도 일주일, 안 먹어도 일주일, 그러니 잘 먹고 푹 자는 게 최선'이라는 말이 현실적인 조언이다. 단지 의사는 환자의 증상이 너무 심할 때 고충을 덜어줄 목적으로 해열-진통제 등을 처방하는 것이다. '가난을 등에 업은 소녀'처럼 묵직한 통증을 업고 사는 사람들이 겪는 일도 이와 비슷하다. 당장 통증이 느껴지는 상부승모근과 능형근에 찜질, 마사지, 스트레칭, 침, 주사 등을 다양하게 해보지만 그때만 일시적으로 증상이 완화될 뿐, 수 시간에서 심지어 수 분 만에 다시 등이 딱딱하게 굳는 것을 느낀다. 앞서 말했듯이 승모근은 '억울한 대리인'에 가깝고 능형근은 '범인으로 오해받기 쉬운 피해자'다. 이 근육들은 아프고 싶어서 아픈 게 아니며, 배후에 통증을 획책하는 진정한 흑막이 따로 있어서 이 같은 증세가 나타난다. 베일에 가려진 통증의 뿌리는 등이 아니라 '목'에 있다.

등이 쑤시고 결리는 견배통을 겪는 사람들은 장시간의 운전이나 컴퓨터 사용, 독서 등이 통증의 원인일 거라고 생각한다. 일단 여기까지는 50점짜리 답안이다. 기본적으로 좌식생활을 하는 사람은 목을 앞으로 쭉 내밀고 가슴을 웅크려 등이 구부정해지는 '굴곡 습관'을 보인다. 자세에서 문제가 되는 능형근과 승모근은 장시간 늘어난 상태를 유지하게 된다. 그런데 근육 단축에 가까운 트리거 포인트가 발생한다니, 어딘지 모르게 이상하다.

문제는 등이 아니라 목이다. 운전, 스마트폰과 컴퓨터 사용 등의 좌식생활은 목이 인체의 무게중심선을 벗어나 앞으로 쏠리게 만들며, 이 상태가 장시간 지속되면 과도하게 긴장한 목 근육들이 짧게 고정된다. 이 가운데서도 특히 '사각근'에 트리거 포인트가 생겼을 때 견배통이 발생한다. 사각근을 뚫고 지나가는 견갑배신경(肩胛背神經)이 근육에 눌려서 생기는 문제다. 움직임은 근육 수축의 결과물이고 근육은 신경의 신호에 따라 수축된다. 따져보면 근육은 신경의 노예에 불과해 신경이 보내는 이상신호를 '비판적'으로 수용할 재간 없이 맹목적으로 따르게 된다. 그런데 능형근에서 이와 똑같은 일이 일어난 것이다.

능형근을 지배하는 운동신경인 견갑배신경이 사각근 때문에 과민해져 잘못된 신호를 보내자, 능형근은 멋모르고 혼자 수축해 통증을 호소한다. 이렇게 소리치는 자는 범인이 아니라 피해자가 된다. 따라서 견배통을 호소하는 사람들은 능형근을 그대로 두고 사각근부터 촉진해보면 십중팔구

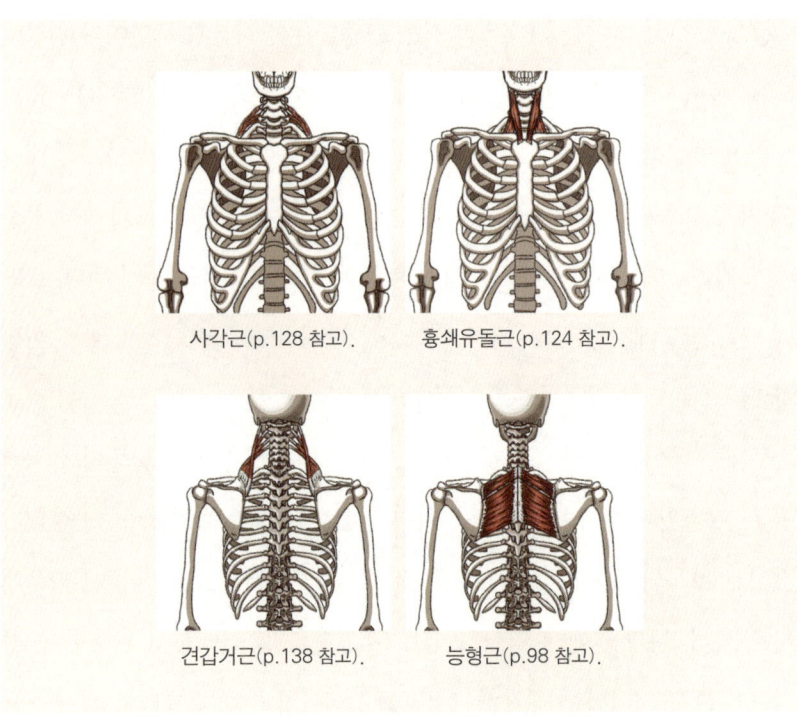

체크 포인트

사각근의 촉감이 말라비틀어진 북어포처럼 딱딱하게 굳은 것을 확인할 수 있다. 사각근 마사지를 시작하면 능형근 쪽에 저릿저릿한 방사통 같은 신호가 몇 번 전해지다가 신경 포착이 해소되면서 등을 옥죄던 통증이 풀리는 경험을 하게 된다.

실전 마사지

● **사각근 마사지하기**

자기 손으로 사각근을 정확하게 촉진할 수 있다. 사각근을 마사지할 때는 견갑배신경과 인접한 전사각근과 중사각근을 집중적으로 마사지한다. 손에 오일이나 로션을 바르고 근육결의 수직 방향으로 튕기기 기법을 적용한다.

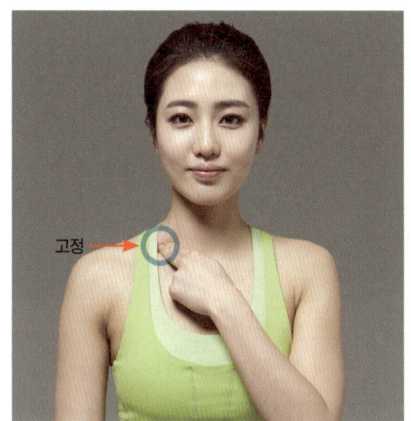 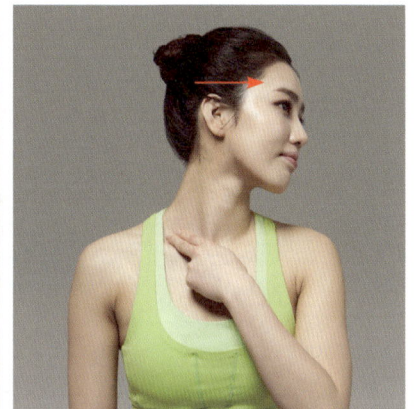

사각근에 핀 & 스트레치 기법을 적용하는 모습.

● **사각근 촉진에 자신이 없다면**

흉쇄유돌근·쇄골·승모근이 이루는 삼각 부위에 라크로스볼을 대고 굴린다. 처음 갖다 댄 상태에서 10여 초간 천천히 압력을 가하며 느낌을 확인해본다. '바로 이곳이다' 싶은 딱딱함과 탁탁 튕기는 느낌, 통증이 확인되다면 천천히 쇄골을 타고 어깨 쪽으로 공을 초당 0.5초씩 밀어주며 이동시킨다. 유달리 딱딱한 부분을 발견했다면 해당 부위에 공을 멈추고 '핀&스트레치' 기법을 적용한다. 압통이 심한 지점에서 공을 멈추고 압력은 유지한 채 고개를 반대 방향으로 천천히 돌린 뒤 10초 정도 유지한다. 어금니를 깨물거나 숨을 참지 말고 천천히 입을 반쯤 벌리고 심호흡을 하며 최대한 목과 턱을 이완시킨 상태로 실시하자. 왕복 2~3회 정도를 한 세트로 하여 업무시간이나 학교 수업시간 틈틈이 매일 실시한다. 만약 손이 저리는 느낌을 받는다면 압력을 낮추어 실시하도록 한다.

사각근 마사지가 끝난 다음에는 견갑거근 마사지(p.139 참고)를 더불어 실시하면 좋다. 능형근과 마찬가지로 견갑배신경의 지배를 받는 또 하나의 근육으로서 사각근에 문제가 있으면 능형근과 함께 세트로 고통받고 있었을 가능성이 크다. 그동안의 고통을 위로하는 의미에서 살살 문질러 달래주자.

사각근을 통해 능형근을 풀어줬다면 다음은 승모근 차례다. 승모근도 주무르기 전에 목의 앞쪽에 있는 흉쇄유돌근(p.126 참고)부터 마사지해보자. 승모근을 지배하는 운동신경은 뇌 11번 부신경(Accessory Nerve)으로 흉쇄유돌근을 지나간다. 그런데 장시간 독서나 스마트폰을 사용하다 보면 흉쇄유돌근에 이상이 생기고, 이 근육을 지나가던 신경이 압박을 받아 승모근에 이상신호를 보내게 된다. 이것이 우리가 뒷목 통증, 윗등 통증이라고 부르는 증상의 실체다. 승모근이 굳었다고 해서 바로 승모근부터 주무르지 말고, 그전에 흉쇄유돌근부터 점검하자.

> ### 운동 후 담이 들었을 때 목부터 점검하자!
>
> 평소 운동을 잘 하지 않다가 갑작스럽게 야외 활동이나 운동을 하면 등이 딱딱하게 뭉치는 경우가 생긴다. 등에 담이 들리면 등 근육의 주동작인 '당기는 동작'을 과하게 한 나머지 근육에 피로가 쌓여야 한다. 그런데 딱히 당기는 운동도 아닌 골프 라운드를 다녀온 다음 날 상부 승모근과 능형근이 뭉쳐 있다면, 왜 그런 걸까?
> 이런 경우 사각근과 흉쇄유돌근부터 점검해보자. 골프나 볼링과 같은 운동이나 야외 활동 중 목에 과한 긴장을 하는 경우가 의외로 많다. 볼링의 팔로 스윙(Follow Swing) 동작 시 턱을 치켜세우며 목이나 턱에 힘을 주는 습관을 가진 사람들이 그렇다. 이런 경우 자기도 모르게 흉쇄유돌근이나 사각근에 과다한 긴장이 형성되어 등으로 통증을 방사하게 된다. 따라서 평소에 안 하던 운동을 하고 난 뒤 등이 결린다면 목부터 점검하도록 하자.

● 흉쇄유돌근 마사지

흉쇄유돌근은 뼈가 아닌데도 랜드마크로 활용될 정도로 눈에 잘 띄고 촉진하기 쉬운 근육이다. 특별한 소도구 없이 사진처럼 자기 손으로 마사지를 하며, 이때 추천하는 테크닉은 '집기'와 '훑기'다. 한가운데를 집은 채 가만히 있는 것만으로도 충분히 마사지 효과가 있다. 조금 더 욕심을 내고 싶다면 손에 로션이나 오일을 바르고 흉쇄유돌근을 집은 상태에서 압력을 유지한 채 근섬유의 결을 따라 위아래로 2~3회 정도 훑기를 반복한다. 꼬집은 상태에서 마치 물 마시는 병아리처럼 턱을 들어 올려 하늘을 봤다가 다시 내리는 방식으로 핀&스트레치 기술을 적용할 수도 있다.

주의할 점은 흉쇄유돌근 옆으로 뇌로 가는 큰 혈관인 경동맥이 지나고 있다는 사실이다. 잡는 깊이가 너무 깊거나 압력이 지나치면 현기증, 혈압

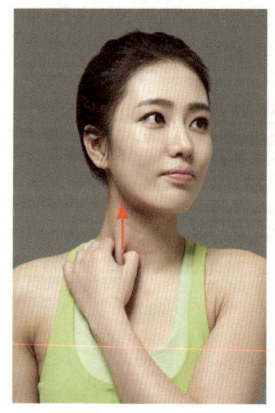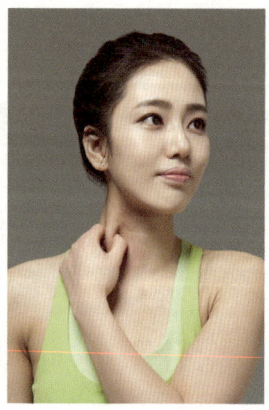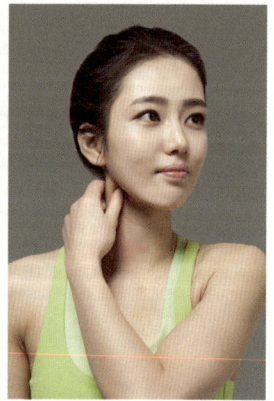

흉쇄유돌근 마사지.

상승, 호흡곤란 등의 증상이 나타날 수 있으니 주의한다. 좌우를 번갈아 가며 실시하도록 한다.

견배통의 숨겨진 원인이라 할 수 있는 사각근과 흉쇄유돌근 관리가 끝났다면 상부승모근이나 능형근은 별다른 마사지가 필요 없을 정도로 부드러워졌을 것이다. 그동안 억울했던 시간을 보상해주는 차원에서 땅콩볼이나 폼롤러로 가볍게 마사지하고 관리를 마치도록 한다.

● **견배통 재발 방지를 위한 운동** – 브릴스 치킨과 매켄지 결합 운동

마사지와 스트레칭으로 견배통의 뿌리를 뽑아낸 순간도 잠시, 다시 모니터와 운전대 앞으로 돌아가게 될 것이다. 잘못된 생활습관을 바꾸지 않는 이상 다시 트리거 포인트가 발생하고 이를 풀기 위해 안간힘을 쓰는 악순환이 거듭될 것이다. 그렇다고 직장을 그만두고 운전과 독서 같은 일상생활을 포기할 순 없는 노릇이다. 이를 위한 절충안이 직장, 학교, 가정에서 책상 앞에 앉아 있을 때 30분에 한 번씩 아래의 스트레칭을 10회가량 실시하는 것이다. 브릴스 치킨과 매켄지 운동을 결합한 응용동작이다.

브릴스 치킨 Brill's Chicken 재활운동 처방의 권위자 페기 브릴(Peggy Brill) 박사가 개발하여 보급한 견갑대 스트레칭. 동작이 닭을 연상시켜서 '브릴스 치킨' 혹은 '닭 운동' 등으로 불린다.

매켄지 운동 McKenzie Extension 윌리엄스 파와 세계 재활의학계를 양분

하고 있는 매켄지 파에서 목디스크 예방을 위한 목 스트레칭이다.

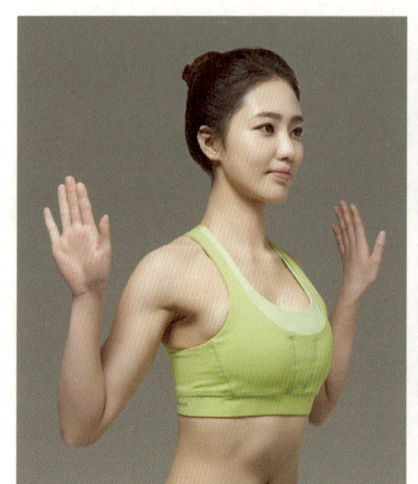 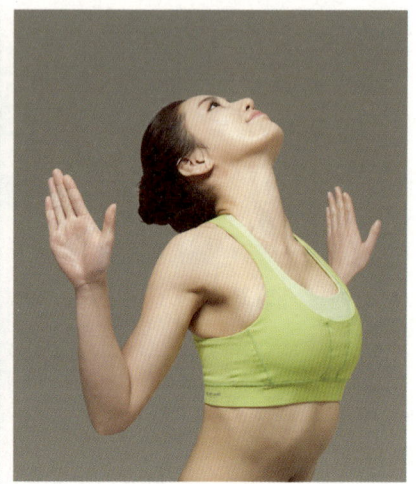

브릴스 치킨과 매켄지를 결합한 견배통 재발 예방 운동.

허리를 곧게 펴고 앉아 양팔을 닭 날개처럼 접어 팔꿈치를 몸통 쪽으로 붙인다. 손바닥이 몸 바깥쪽을 향하게 하고 가슴을 앞으로 내밀며 양쪽 견갑골을 모은다. 턱을 가슴 쪽으로 끌어 당겼다가 머리를 뒤로 젖히며 가슴은 앞으로 쭉 내밀고, 시선은 천장을 향한다. 이때 가슴도 뒤로 젖혀 평상시보다 조금 올라가게 한다. 한 번에 10초씩 수시로 반복한다.

● **사각근 운동법**

동작근으로서 사각근의 주요 기능은 목을 좌우로 돌리는 것이다. 트리거 포인트가 해소된 사각근은 스트레칭과 근력운동으로 꾸준히 강화하자.

① 부하를 걸어서 실시하는 고개 돌리기

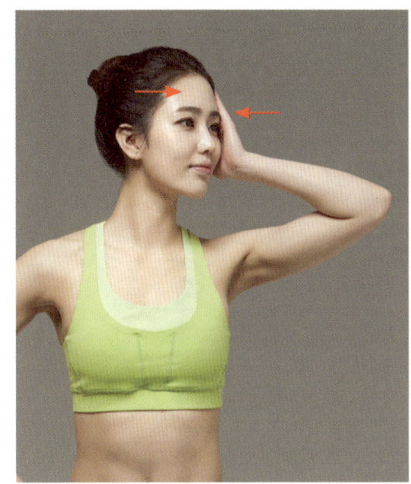 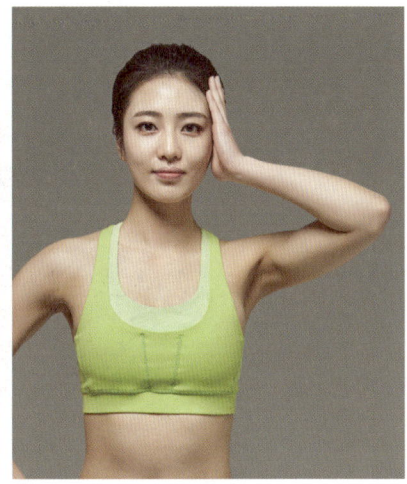

부하를 걸어서 실시하는 고개 돌리기.

고개를 돌리려는 방향의 뺨에 손바닥을 갖다 댄다. 돌릴 수 있는 최대 각도의 절반 정도만 돌린 뒤 손바닥에 힘을 줘서 고개를 밀고 버틴다. 최대한 힘을 주는 것이 아니라 자신이 쓸 수 있는 힘의 절반만 쓴다는 느낌으로 실시한다. 약 5~10초간 목에 힘을 주고 버틴 뒤 정면을 바라본다. 이번에는 최대한 돌릴 수 있는 각도까지 고개를 돌린 뒤 같은 요령으로 손바닥을 뺨에 대고 버틴다. 좌우 바꿔가며 총 3회 반복한다.

② 목 굴곡 운동

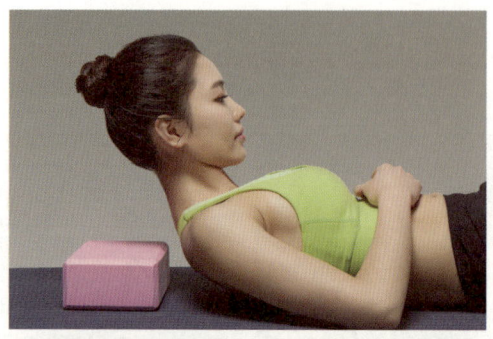
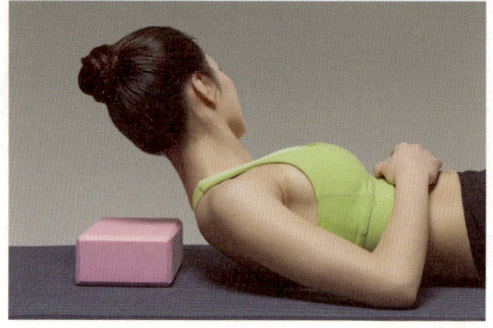

목 굴곡 운동.

누워서 턱을 당긴 상태로 천천히 고개를 바닥에서 들어 올린다. 뒤통수 바로 밑 경추 1번부터 시작해 차례대로 각 뼈마디의 '분절'을 느끼면서 경추를 둥글게 말아 올린다는 느낌으로 들어 올린다. 다 들어 올린 상태에서 고개를 좌우로 돌려준다. 1차 목표는 10회, 2차 목표는 15회, 최종 목표는 휴식 없이 20회 하는 것을 목표로 매일 실시한다.

> **사례 2**
> # 손이 저린데
> # 목디스크는 아니라고?

공무원 A씨가 어렵사리 병원을 찾았다. 하루 종일 컴퓨터 앞에 앉아 기안을 작성하고 송부하는 그는 전형적인 '의자병 고위험군'이다. 언제부터인지 모르겠지만 컴퓨터 화면을 쳐다보고 있으면 누가 돌덩이를 얹어 놓은 것처럼 목과 어깨가 뻐근하고, 손가락이 저리는 증상이 계속되었다. 아침에 눈 떴을 때 손가락에 감각이 없고 팔을 움직이기 어려운 날도 있었다. 결국 한 달 전 새벽, 팔이 거의 마비된 상태로 잠에서 깬 뒤 큰 병원에 가보기로 결심했다. 인터넷으로 알아본 의학정보를 토대로 그는 자신의 증상이 '목디스크'일 거라 예측했다. 목디스크 전문의로 유명하다는 모 대학병원 교수의 특진을 예약하고 휴가까지 내서 어렵게 진찰을 받았다. 문진을 끝낸 의사는 전형적인 목디스크 증세라며 확진을 위한 최종 단계로 MRI 촬영을 권했다. 시간과 비용을 아끼기 위해 이미 집 근처 병원의 영상의학과에서 MRI 검사를 마치고 온 터였지만 의사는 다시 찍기를 권했다. 목은 비좁은 부위라 3테슬라 이상의 화상이 필요한데 지금의 데이터는 그렇지 못하다는 것이다. 해당 병원의 MRI 촬영 비용은 80만 원. 예상치 못한 지출에 허를 찔린 것 같지만 뾰족한 수가 없다. 옷을 갈아입고 누워 촬영을 기다리는 사이 머릿속엔 오만 가지가 떠오른다. '비용은 카드 할부로 어떻게든 되겠지…. 요즘은 목디스크라고 무조건 수술하는 것도 아니라던데. 진짜 수술을 하게 되면 어쩌나? 내 실비보험 특약 조건이 뭐였지? 끝나자마자 설계사한테 전화부터 해야겠군.' 이런저런 생각을 하는 사이 검사가 끝났고 기다리다 보니 결과가 나왔다. 의사는 고개를 몇 번 갸웃하더니 이렇게 말한다.

"디스크가 아니네? 아주 클린하구먼. 거, 그냥 집에 가세요. 약도 필요 없어, 아주 멀쩡해."

A씨는 허탈하고 황망했다. '지금도 손이 저릿저릿한데 멀쩡하다고? 아무리 생각해도 분명 디스크 증상 같은데, 인터넷에서 찾아본 목디스크 증상과 99% 일치하는데도 MRI 사진상 디스크가 깨끗하다고? 정말 믿어도 되는 말인가?' 더 따져 묻고 싶었지만 진료가 다 끝났다는 듯 행동하는 의사의 태도에 진료실을 나오고 말았다. 졸지에 꾀병 환자가 된 것 같은 찝찝한 기분을 뒤로하고 수납 창구로 향하는 A씨. 대체 그에겐 무슨 일이 벌어진 걸까? 이제 어느 병원, 어느 진료과를 찾아가야 되는 걸까?

디스크 증상의 정체

병원을 찾은 현대인의 간담을 서늘하게 만드는 문자가 있다. 진료코드 M50. 이른바 '디스크'라 불리는 추간판탈출증이다. 요즘은 유행병처럼 번지다 보니 이제는 디스크 진단을 받아도 놀라기보다 '다들 하나쯤은 가지고 있는 것이려니' 하고 담담하게 받아들이는 사람들이 많다. 디스크에 대한 건강 정보와 상식도 풍부해 예전처럼 '허리가 아프다면 허리디스크, 목이 아프면 목디스크'라는 식의 진단 태도도 많이 변했다.

디스크란 척추 관절 사이의 추간판(디스크)이 밀려 나와 신경다발을 짓눌러 나타나는 신경통이다. 추간판이 터진 지점이 직접 아프다기보다는 눌린 신경이 뻗어 나가는 부위를 따라 방사통이 나타난다. 그래서 허리디스크가 있는 사람은 허리가 아니라 다리가 아프고, 목디스크가 발생한 사람은 목이 아프기보다 손과 팔이 저리는 경우가 일반적이다.

그렇다면 A씨처럼 디스크는 아니면서 디스크와 같은 증상을 보이는 사람들에겐 무슨 일이 생긴 걸까? 그 이유를 우리는 알고 있다. 추간판이나 인대 같은 결합조직이 아니라 근육에 신경이 눌려도 같은 증상이 나타난다는 사실을. 증상이 비슷해도 전문의가 '3테슬라짜리 MRI로 봤는데 목디스크는 아니다!'라고 선언했다면 이것은 트리거 포인트가 만든 신경 포착으로 인한 목디스크 가짜 양성 반응(False Positive Finding)일 가능성이 크다. 어느 근육부터 점검해봐야 할까?

목에서 팔로 뻗어 나가는 신경 가운데 근육 구축에 의해 포착이 일어나

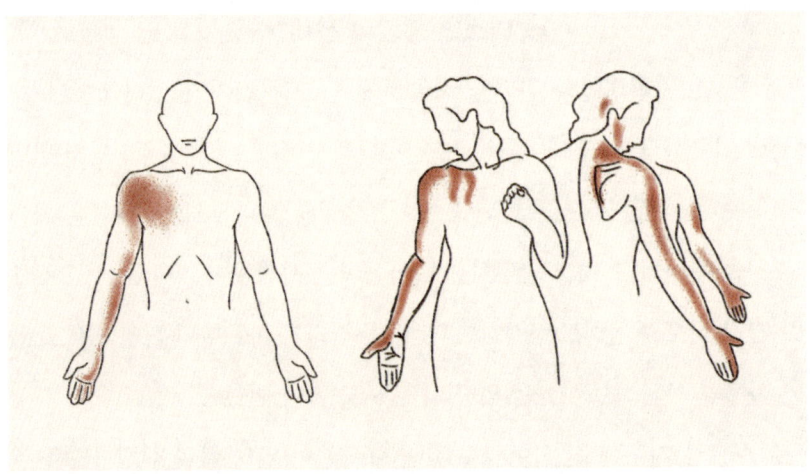
소흉근에 의한 방사통 범위와 사각근에 의한 방사통 범위의 차이.

기 쉬운 부위는 사각근, 소흉근, 상완삼두근(2장에서 다루지 않았으며, 인접 근육인 소원근 마사지로 관리 가능함)이다. 사각근에 의해 '상완신경총'이 눌리면 주로 엄지와 검지 쪽으로 통증이 나타난다. 또 소흉근에 의해 '자신경(척골신경)'이 눌리면 주로 새끼손가락 쪽으로 통증이 나타난다.

두 근육에 비해 드물긴 하지만 상완삼두근 끝부분에 트리거 포인트가 형성되어도 손 저림이 나타날 수 있다. 2장을 유심히 본 사람이라면 소원근 단락에 등장하는 '통증의 창(사각 공간)'이 기억날 것이다. 삼두근의 머리 끝부분은 소원근과 함께 여러 신경이 지나는 사각 공간의 한 변을 이룬다. 이 근육에 구축점이 생기면 '노신경(요골신경)'을 포착해 손 저림을 유발할 수 있다. 그러나 겉근육인 데다 상대적으로 자주 사용되는 삼두근

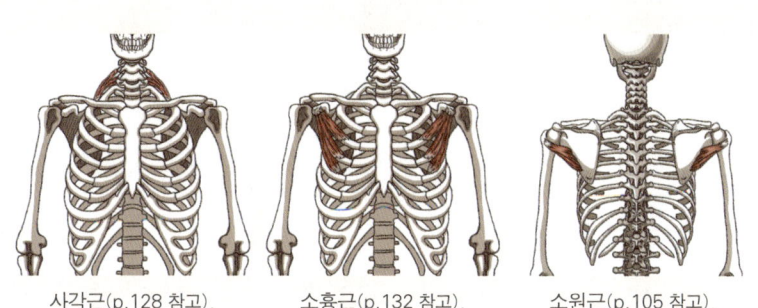

| 사각근(p.128 참고). | 소흉근(p.132 참고). | 소원근(p.105 참고). |

체크 포인트

의 경우 트리거 포인트가 형성될 가능성이 희박하다. 따라서 가짜 디스크 증상의 원인이 삼두근에 있을 가능성은 매우 낮다. 근육 문제로 인한 목 디스크가 의심스럽다면 어느 근육이 문제인지 감별하려 들지 말고 신경 다발이 갈라지는 목과 가까운 사각근-소흉근-삼두근을 차례대로 촉진하고 모두 마사지해주는 게 훨씬 효율적이다.

실전 마사지 & 스트레칭

● 소흉근

p.134에 다양한 소흉근 마사지가 소개되어 있으니 자신의 여건에 부합하는 방식을 골라 실시하도록 한다. 여기선 앞에서 소개하지 않은 스트레칭을 알려준다. 기둥이나 문틀과 같이 매달려서 체중을 버틸 수 있는 주변의 구조물 옆에 선다. 스트레칭할 쪽의 팔을 길게 뻗어 구조물을 잡는다. 이때 손의 높이는 머리보다 살짝 높아야 한다. 매달린다는 느낌으로 가슴을 앞으로 쭉 내밀어 소흉근을 스트레칭한다. 한 번에 5~10초씩 3회 이상 반복하고 효과를 극대화시키고 싶다면 반대 손으로 가슴 근육을 붙잡고 동시에 스트레칭을 실시하는 핀&스트레치 테크닉을 활용한다.

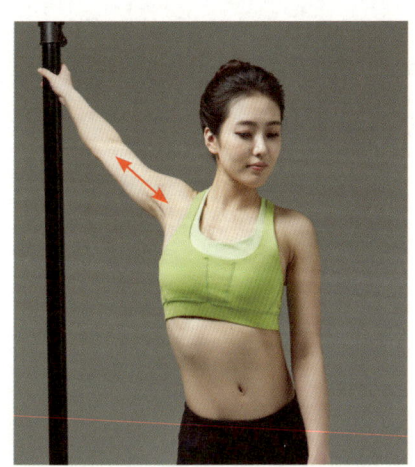

기둥을 이용한 소흉근 스트레칭.

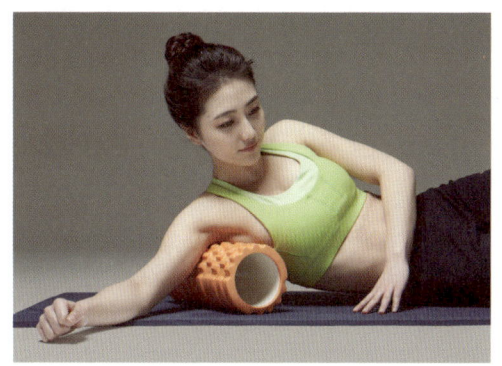

폼롤러를 이용한 삼두근 마사지.

● 삼두근

삼두근 마사지는 아니지만 p.109의 소원근 마사지를 응용해 삼두근의 장두 윗부분을 마사지할 수 있다. 폼롤러나 공을 겨드랑이 뒤편의 어깨와 팔이 만나는 지점에 대고 옆으로 눕는다. 팔은 머리 위로 곧게 뻗은 상태에서 몸을 앞뒤로 기울인다. 20~30초씩 2~3세트 반복한다. 후면삼각근, 소원근, 삼두근의 장두 부분이 동시에 마사지된다.

● 사각근

사각근은 사례 1의 p.171을 참고하여 마사지한다.

● 트리거 포인트 유발성 목디스크의 재발 방지를 위한 운동 – 월 슬라이드

월 슬라이드(Wall Slide) 혹은 벽 천사(Wall Angel)라는 이름으로 알려진

재활운동이다. 소흉근이 구축되면 두 팔을 앞으로 잡아당겨 만세 자세를 취하는 데 제약이 생긴다. 삼두근은 팔을 머리 위로 들어 올리면 장두 부분이 스트레칭된다. 따라서 월 슬라이드처럼 팔을 최대한 만세 자세에 가깝게 천천히 들어 올리는 동작은 소흉근과 삼두근의 단축을 예방해준다.

　벽을 등지고 서거나 앉아 등 전체를 벽에 붙이고 팔을 닭 날개처럼 구부린다. 등, 엉덩이, 팔꿈치, 손등을 벽에 붙인 채 양팔을 머리 위로 들어 올린다. 팔꿈치가 완전히 펴지고 양손의 엄지손가락이 머리 위에서 마주 닿는 것을 목표로 연습한다.

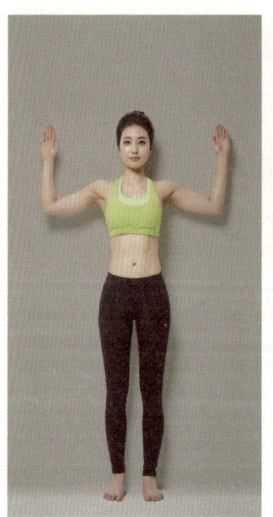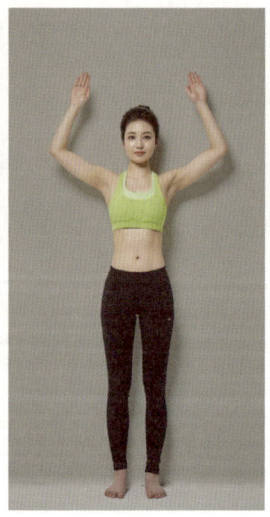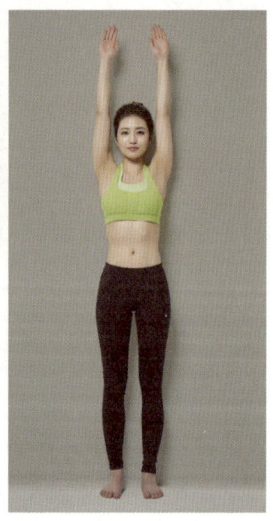

월 슬라이드.

사례 3

승모 승천의
비밀

 소흉근에 얽힌 중요한 이야기 하나 더. 소흉근은 통증 관리뿐만 아니라 체형 관리에 있어서도 중요한 '키머슬'이다. 소흉근이 뭉치면 승모근이 커 보인다. 실제로 커지는 게 아니라 커 보인다는 사실이 포인트. 승모근이 지나치게 비대해 목이 굵어 보인다며 하소연하는 사람들이 있다. 이들은 승모근의 부기를 제거하기 위해 열심히 마사지를 하거나 극단적으로는 보톡스를 활용한 근육 축소 시술을 받기도 한다. 그러나 문제는 승모근 자체의 크기보다 체형 불균형 때문인 경우가 많다는 것이다.

 승모근은 목이 아니라 등에 속하는 근육이다. 어깨를 늘어뜨리고 가슴을 활짝 편 중립 자세를 취한 사람을 정면에서 봤을 때 승모가 어지간히 비대하지 않는 이상 목과 동등한 높이로 튀어나오긴 어렵다. 보디빌딩 대회의 심사 규정 포즈 가운데 모스트 머스큘러 포즈(Most Muscular Pose)

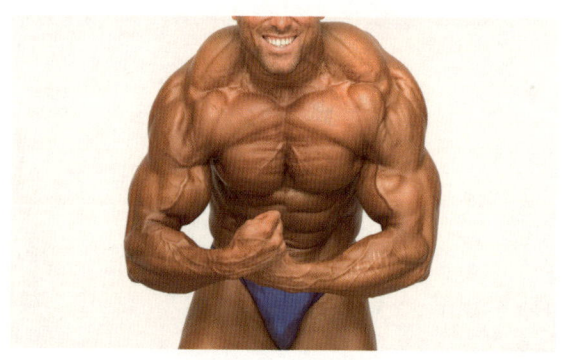

승모근이 두드러져 보이게 만드는 모스트 머스큘러 자세.

를 살펴보면 일부러 고개를 내민 뒤 등을 구부정하게 하고 가슴을 힘껏 모아 인위적으로 라운드 숄더(Round Shoulder, 앞으로 말린 어깨)를 만든다. 그제야 비로소 승모근이 목의 일부분인 것처럼 도드라진다.

남다른 '승모 승천'으로 고민하는 사람들이 주시해야 할 것은 바로 구부정한 체형이다. 승모근이 거대해 보이는 것은 구부정한 체형으로 생기는 착시 현상인 경우가 많기 때문이다. 특히 사무직 종사자들에게 나타나기 쉬운 앞으로 말린 어깨는 거북목 증상까지 동반하기 때문에 승모근이 더욱 돋보이게 된다. 승모근은 등 뒤에 숨어 조용히 살고 있었는데 억지로 끄집어내더니 왜 눈에 띄느냐고 돌팔매를 맞고 있는 셈이다.

라운드 숄더 문제를 해결하면 자연스럽게 승모근 축소 시술을 받는 것과 같은 효과를 볼 수 있다. 라운드 숄더는 소흉근이 키를 쥐고 있다. 3, 4, 5번 늑골과 견갑골을 연결하는 소흉근이 단축되면 어깨와 가슴 사이가

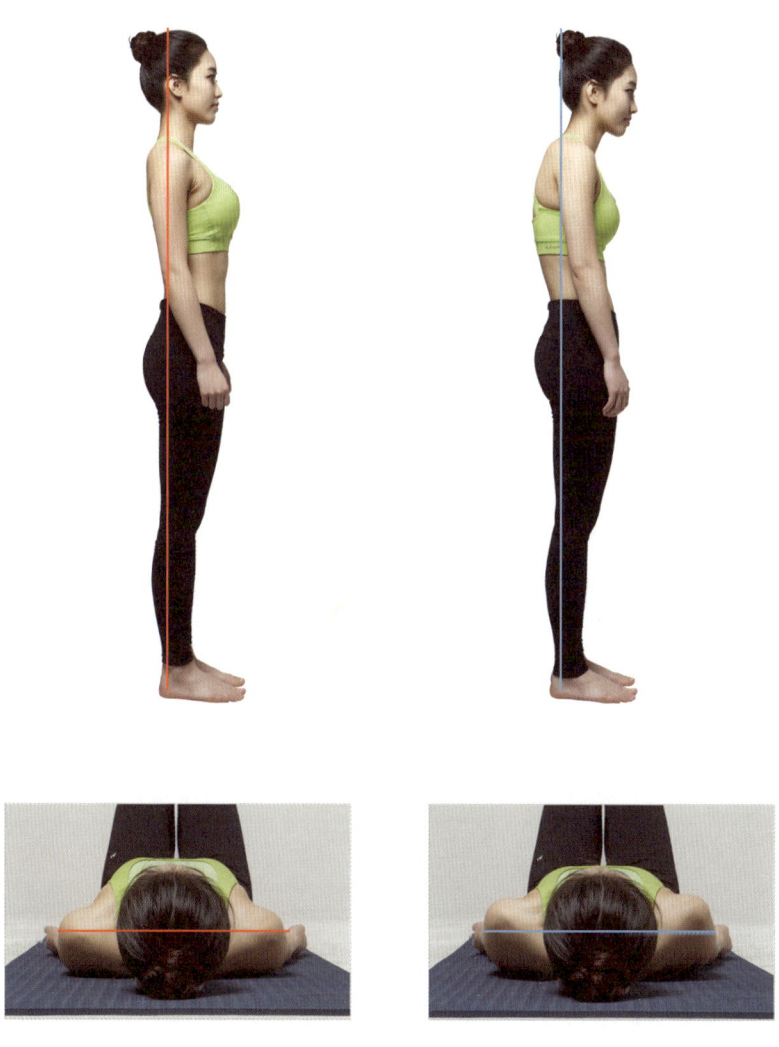

정상적인 중립 자세와 라운드 숄더의 어깨선 차이(빨간 선과 파란 선).

가까워져 어깨와 등이 둥그렇게 말리는 라운드 숄더 체형이 되기 때문이다. 이 같은 사실은 승모근 문제로 고민하는 사람들 중에 왜 여성이 많은가에 대한 의문을 해소해준다. 유방이 발달해 앞으로 숙이는 자세를 자주 취하게 되는 여성들이 남성들보다 소흉근 문제를 일으킬 가능성이 더 높다. 남성보다 외모에 민감해서가 아니라 태생적으로 문제가 생길 가능성이 많기 때문에 벌어지는 필연이다. 따라서 본인이 라운드 숄더 체형이라면, 승모근이 유달리 두드러져 보인다면 손 저림이나 팔의 기능장애가 없어도 수시로 소흉근을 마사지해주자. 체형 교정과 함께 승모근이 줄어드는(실제로 크기가 줄어드는 게 아니라 줄어들어 보이는 것이지만) 효과를 얻을 수 있다. 자기 잘못 없이 속근육들의 영향으로 고통받고 오해를 사는 승모근은 실로 억울한 '대리인'이라 부를 만하다. 또한, 운동을 잘못해 목(승모근)이 굵어졌다는 생각도 대부분 오해다.

라운드 숄더 교정과 예방을 위한 운동법

● 막대 돌리기

긴 막대를 이용해 어깨를 크게 돌리는 동작은 소흉근을 강제적으로 이완시킨다. 나무막대나 PVC바를 준비한다. 막대의 길이는 자신의 팔 길이에 맞게 조절한다. 머리 위로 들어 올렸을 때 머리카락을 스칠 정도의 너비

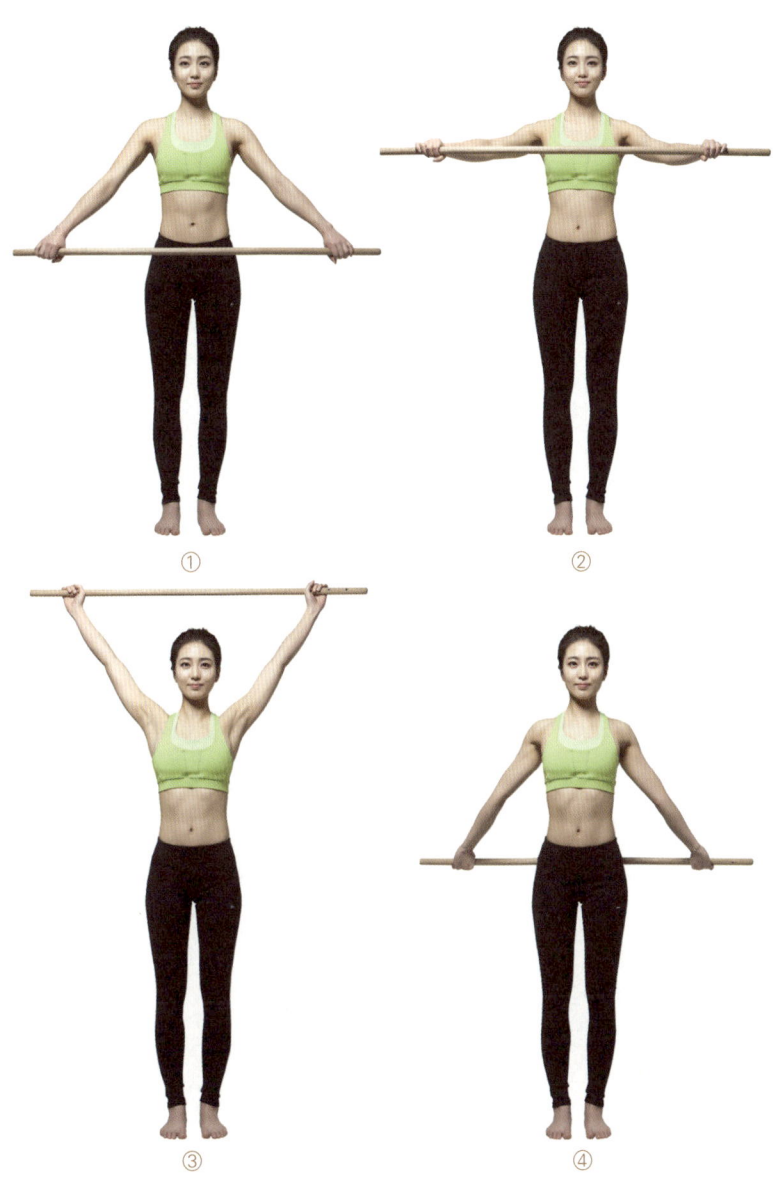

어깨를 크게 돌려 소흉근을 이완시키는 막대 돌리기.

로 양팔을 벌려 막대를 잡는다. 팔을 머리 위로 들어 올려 천천히 등 뒤로 넘겨 엉덩이 위쪽에 닿게 한다. 도중에 팔꿈치가 구부러져서는 안 된다. 다시 막대를 몸 앞으로 돌린다. 뒤로 돌렸다 앞으로 돌리는 것을 1회로 하여 10여 회 반복한다. 매끄럽게 팔이 돌아간다면 막대를 잡는 양팔의 간격을 점차 줄여 나간다. 흉골과 막대를 쥔 양손의 위치가 정삼각형을 이룰 때까지 각도를 좁히는 것이 목표다.

● 오버헤드 스쾃

오버헤드 스쾃은 상체뿐만 아니라 전신의 유연성 증진과 골반 교정 효과까지 볼 수 있는 복합적인 전신 체형 교정 운동이다.

앞의 '막대 돌리기'와 같은 요령으로 막대를 잡은 뒤 양발을 어깨너비로 벌리고 선다. 막대를 머리 위로 들어 올려 측면에서 봤을 때 막대, 귀, 팔꿈치, 발이 수직선상에 위치하게 한다. 숨을 들이마신 다음 멈춘 상태에서 천천히 주저앉는다. 최대한 깊게 앉은 뒤에 숨을 내쉬면서 일어선다. 이 과정에서 팔꿈치가 굽혀지지 않도록 한다. 15회씩 3세트 이상 매일 반복한다. 자세와 유연성에 제약이 생겨 앉을 수 없다면《바른 몸이 아름답다》p.144~189를 참고한다.

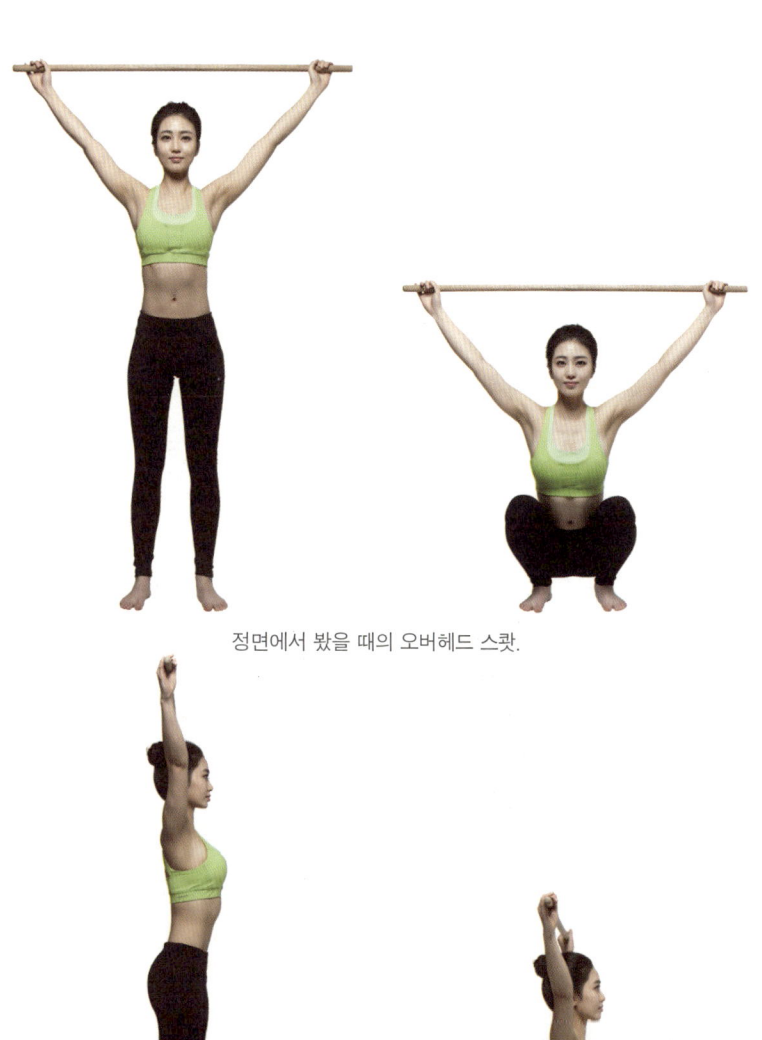

정면에서 봤을 때의 오버헤드 스쾃.

측면에서 봤을 때의 오버헤드 스쾃.

● 숄더 플렉션(Shoulder Flexion)

가슴을 열고 허리를 곧게 펴주는 스트레칭이다. 벽을 바라보고 선 뒤 양손바닥으로 벽면을 짚는다. 손바닥을 떼지 않고 허리를 숙이면서 지면을 향해 가슴을 천천히 내린다. 최대한 깊게 내려갔다면 이 상태에서 양팔을 살짝 밖으로 비튼 뒤 버틴다. 이 자세를 30초가량 유지하며 심호흡한다. 어깨, 허리, 엉덩이에 순간적으로 힘을 줬다 빼는 동작을 추가로 3회 실시한다. 등과 가슴의 근육을 잡아 늘리는 데 특히 도움이 된다.

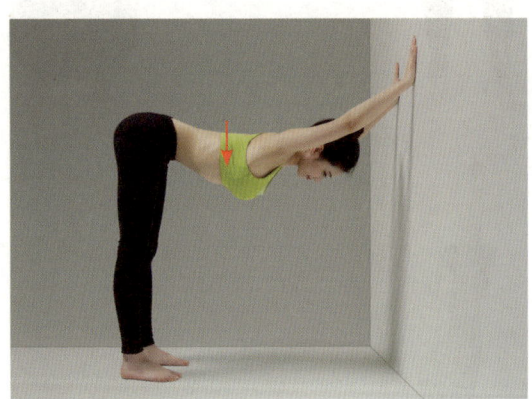

숄더 플렉션.

사례 4

오십견의 답은
겨드랑이 밑에 있다?!

30년 가까이 금융기관에 몸담아 오다 최근 직장생활을 정리한 B지점장. 퇴직 후 저축과 퇴직금을 탈탈 털어 근교에 위치한 아담한 펜션을 인수했다. 인생 2막을 한국 아저씨들의 로망인 '자연인의 삶을 사는 것'으로 결정한 것이다. 마당에는 듬직한 진돗개 한 마리가 뛰놀고, 펜션 바로 옆에는 수목원과 등산로가 있어 산책하기 좋고, 바비큐 파티를 벌이며 한 잔 두 잔 기울이다 보면 낯선 투숙객들과도 금방 친구가 되는 삶. 때론 지인들도 초대해 추억을 안주 삼아 시간을 보낼 수 있다.

그러나 B씨의 장밋빛 인생은 출발부터 삐걱거렸다. 몇 년 전부터 살살 조짐이 보이던 오른쪽 어깨가 본격적으로 삐걱대기 시작한 것이다. 직장생활을 할 때 이따금 마우스를 잡는 오른쪽 어깨가 뻐근하고 잘 돌아가지 않더니, 펜션 개장을 준비하면서 몸을 자주 쓰다 보니 증상이 아주 심각해졌다. 잠을 잘 때 오른쪽으로 돌아눕다 어깨가 아파서 잠이 확 깰 정도였다. '그래, 내 나이도 이제 예순이니 오십견이 오는 거야 딱히 대단한 일도 아니지.' B씨는 자신을 달래가며 시내의 개인병원에 들러 아픈 어깨에 주사를 한 대 맞았다. 주사 맞은 자리의 얼얼한 느낌을 꾹 참으며 이제 곧 나아질 것을 기대하며 며칠을 보냈다. 그러나 지붕 청소를 위해 사다리를 꺼내다 어깨에 날카로운 통증을 느껴 주저앉고 말았다. 의사의 진단과 처치에 의구심이 생긴 B씨는 책과 인터넷으로 정보를 모으기 시작했다. 오십견은 영어로 프로즌 숄더(Frozen Shoulder)로 우리말로 번역하면 '동결견'이다. 오십견은 어깨가 얼어붙은 것처럼 굳어서 움직일 때도 아프고, 누가 억지로 팔을 잡아 올려도 다 올리지 못한다. 오십견으로 착각하기 쉬운 회전근개 파열은 조금 다르다. 비슷하게 어깨가 아프지만 힘을 뺀 상태에서 남이 팔을 잡아 올려주면 올라간다. 여기까지 파악한 B씨는 자신의 증상이 오십견이 아닌 회전근개 파열일 수 있겠다고 생각했다.

다시 병원을 찾은 B씨는 의사에게 지난번 주사 처방이 별 효과가 없었음을 말하고 혹시 자신의 증상이 회전근개 파열은 아닌지 물었다. '똑똑한 환자'를 대하는 대부분의 의사가 그러하듯 영 탐탁지 않은 투로 팔을 들어 올렸다 내렸다 하며 몇 가지를 검사했다. 그러더니 회전근개 파열이 아니라 오십견이 맞다며 이번에는 주사약을 바꿔볼 테니 조금만 더 참고 기다려보라고 했다. 어깨에 주사를 3대나 놓고는 주사 맞은 자리가 아플 수 있으니 불편하면 찜질하면서 몇 번 주물러주고, 약도 빼먹지 말고 다

먹으라고 했다. 집에 도착하니 역시 주사 맞은 자리가 딱딱하게 굳어서 평소보다 더 아팠다.

다음 날, 서울의 한 대학병원에서 물리치료사로 일하는 아들이 내려왔기에 요즘 어깨 때문에 고생한다고 푸념 섞인 한탄을 늘어놓았다. 그러자 대뜸 B씨의 어깨를 여기저기 만져본다. 잠시 후 갑자기 겨드랑이 밑을 꽉 쥐는데, B씨는 순간 정신이 아득해질 정도로 날카로운 통증을 느꼈다. "이놈아! 그렇게 꼬집으면 어딘들 안 아파?"라고 버럭 역정을 냈으나 아들은 들은 척도 안 하고 "거기가 문제예요. 병원 안 가도 돼요. 집에서 틈틈이 겨드랑이 밑을 마사지해주세요"라고 한다.

어깨 통증의 정체

'50세의 어깨'라는 이름처럼 오십견은 노화 현상에 따른 퇴행성 관절염의 일종으로 여겨져왔다. 그러나 최근엔 연령대를 막론하고 오십견 환자가 급격히 증가하고 있어 '오십견이 아닌 이십견이다'라는 농담까지 생길 정도다. 오십견의 대표 증상은 삼각근의 무력증으로 인해 팔을 높이 들어 올리기 어려우며 어깨 통증을 느끼는 것이다. 이런 이유로 오십견이 생기면 삼각근에 집중하는 게 일반적이다. 그런데 과연 그럴까?

삼각근은 어깨를 들어 올리는 주동근이 맞다. 그러나 오십견은 삼각근 자체에 문제가 있는 경우보다 삼각근을 지배하는 신경에 문제가 있는 경

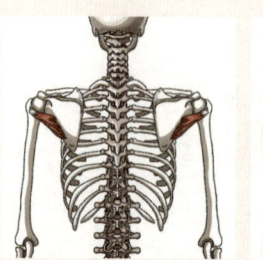 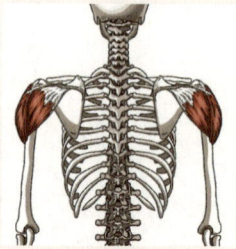

소원근(p.105 참고). 　　　삼각근(p.117 참고).

체크 포인트

우가 훨씬 많다. 그리고 해당 신경이 잘못된 이유를 따져보면 소원근에 붙들려 있는 경우가 대다수다. 2장의 소원근(p.105 참고) 단락에서 말했듯이 액와신경이 포착되면 삼각근으로 과활성 신호를 발산해 기능부전이나 통증을 유발한다. 그게 바로 오십견이다. 표면적인 증상은 삼각근에 나타나지만 뿌리는 소원근에 있으니 견갑골 아래쪽을 마사지하면 극적인 효과를 볼 수 있다. 오십견 환자들의 소원근을 촉진해보면 삼각근보다 더 딱딱하고, 눌렀을 때 굉장한 압통을 호소한다. 오십견에서 벗어나고 싶다면 소원근을 먼저 풀어주고 마무리로 전·후면 삼각근에 셀프 마사지를 가볍게 실시해준다.

> 실전 마사지 & 스트레칭

p.107의 소원근 마사지를 참고한다. 가장 효과가 좋은 것은 반대쪽 손으로 직접 집기 기술을 적용하는 것이지만 촉진이 어렵고 통증이 심하다면 소프트볼, 막대, 폼롤러 순으로 바꿔가며 셀프 마사지를 해보자.

● 공과 벽을 이용한 마사지

소원근이 굳어 있으면 압통이 심해 손으로 누르는 것조차 쉽지 않다. 우선 소원근의 위치를 파악한 뒤 어깨 밑에 공을 대고 벽에 기대어 서서 비비는 방식으로 마사지한다. 이 방식은 소원근을 정확히 촉진할 수 있는 경우에 매우 유용하다.

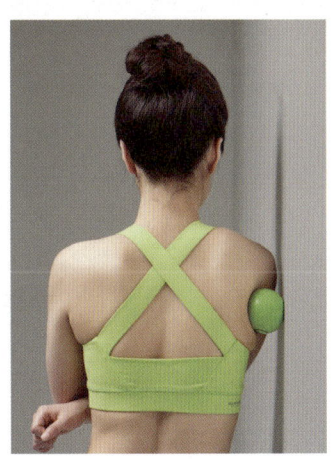

공과 벽을 이용한 소원근 마사지.

● 핀 & 스트레치 기법

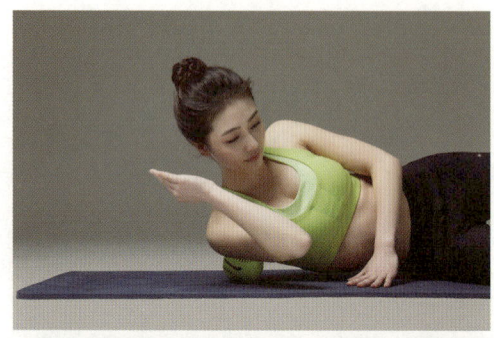

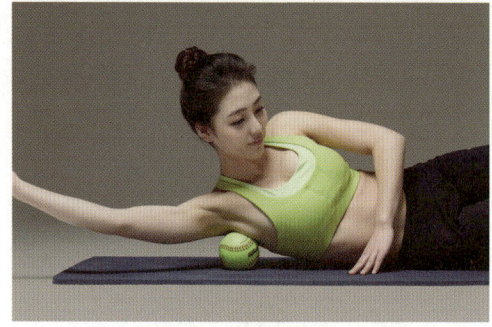

공을 이용한 소원근 마사지.

바닥에 공을 대고 누운 상태로 핀 & 스트레치 기법을 위해 팔을 들어 올렸다, 바깥쪽으로 돌렸다, 머리 위로 향하는 등 다양한 움직임을 반복한다. 팔을 움직이는 동안 소원근에 가해지는 압력이 줄어들지 않도록 집중한다. 한 번에 10~15회 실시한다.

● **오십견 재발 방지를 위한 운동**

① 슬링샷(Sling Shot) & 궁수 스트레칭

　고무줄로 된 새총(슬링샷) 쏘기를 즐기는 동호인들 가운데는 오십견 예방을 위해 입문한 중장년층을 종종 볼 수 있다. 새총을 활용한 운동은 고무줄의 탄성력을 활용한 어깨 스트레칭과 근력 운동이기 때문에 효과 면에서 세라밴드 같은 의료 기구를 이용한 재활운동과 매우 유사하다. 실제로 양궁 선수들의 사거리 향상을 위한 웨이트 트레이닝으로 널리 행해지고 있다.

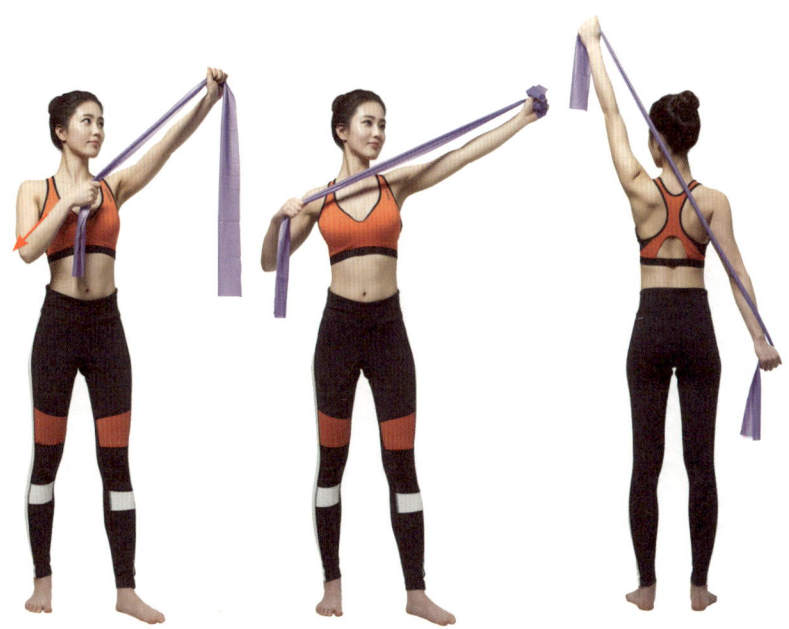

세라밴드를 이용한 슬링샷.　　　세라밴드를 이용한 양쪽 어깨 스트레칭.

운동할 방향의 반대쪽 손으로 재활운동용 고무줄(또는 세라밴드) 끝을 쥔다. 고무줄 쥔 손을 눈높이까지 끌어올린 뒤 반대쪽 손으로 고무줄 반대쪽 끝을 잡는다. 처음 끌어올린 팔을 쫙 편 상태에서 운동할 어깨쪽 팔꿈치를 접어 등 뒤로 최대한 당긴다. 최대한 늘어난 지점에서 2~3초 가까이 정지한 뒤 팔을 내린다. 같은 동작을 10회 이상 반복한다. 동작에 익숙해지면 보다 두꺼운 고무줄로 바꾸어 실시한다. 나중에는 고무줄을 쥔 상태로 한 팔은 머리 위로 높게 들어 올리고, 반대쪽 팔은 등 뒤로 보내 양쪽 어깨를 동시에 스트레칭할 수도 있다.

② 막대 체조

막대를 이용해 양팔이 서로를 보조해주는 재활운동으로, 한 팔은 벌리고 다른 팔은 모으는 동작을 동시에 반복한다. 기능이 떨어진 팔의 역할을 반대쪽이 보강해주기 때문에 타인의 도움 없이 혼자서도 충분히 할 수 있다.

양손을 어깨너비 두 배로 벌려 몸 앞쪽에서 막대를 잡는다. 한쪽 팔을 높이 들어 올려 시계(혹은 반시계) 방향으로 밀어낸다. 반대쪽 팔은 봉을 쥐고 리드하는 팔의 동작에 맞춰 자연스럽게 따라 움직인다. 허리와 팔꿈치를 최대한 쭉 편 상태로 유지한다. 좌우 방향을 번갈아 가며 통증이 느껴지지 않는 선에서 최대한 많이 실시한다.

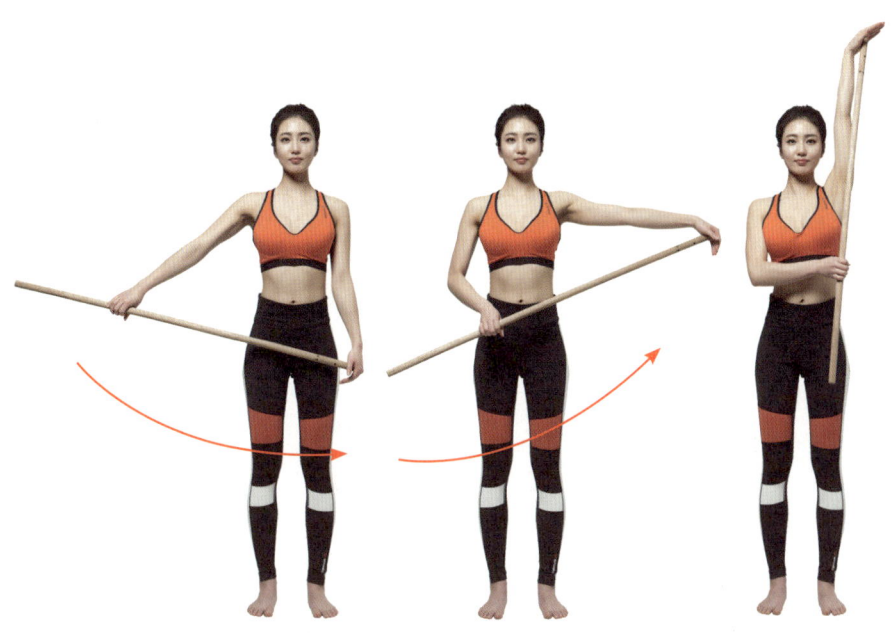

서서 하는 막대 체조.

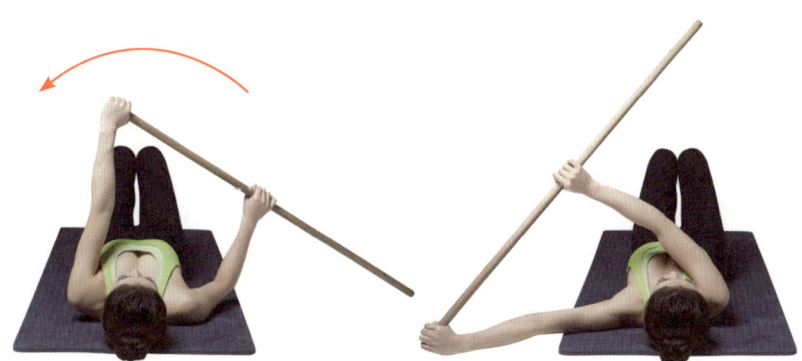

누워서 하는 막대 체조.

③ 청기 백기 체조

　오십견을 일으키는 원인인 소원근은 극하근과 함께 어깨를 바깥 방향으로 돌리는 동작을 만든다. 이 운동은 어깨 관절을 바깥쪽과 안쪽으로 번갈아 돌리는 동작을 반복하기 때문에 소원근의 기능 향상에 도움을 준다.

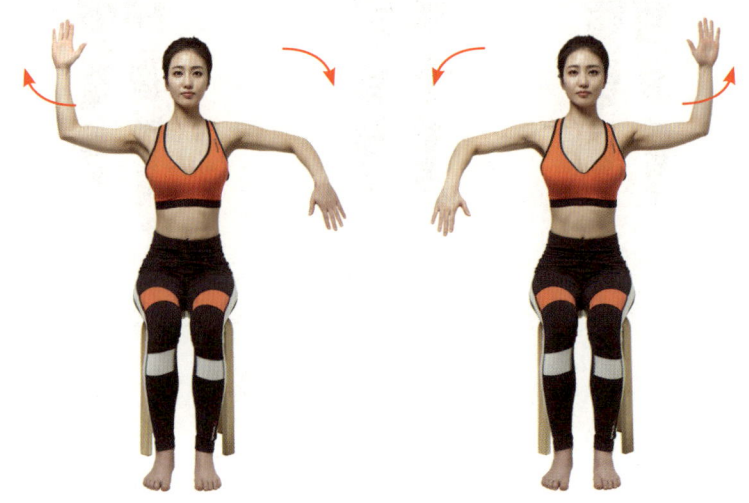

청기 백기 체조.

　양팔을 좌우로 뻗은 뒤 양쪽 팔꿈치를 구부려 어깨와 직각이 되도록 한다. 이때 한쪽 손은 천장을 향하게 하고 반대쪽 손은 바닥을 향하도록 한다. 양손을 번갈아 가면 위아래를 향하도록 90도로 회전시킨다.

④ 무일푼 자세(NO Money Drill)

마치 '돈이 한 푼도 없다'는 듯 팔을 좌우로 벌리는 동작으로 어깨를 바깥쪽으로 돌려 소원근을 운동시킨다. 처음에는 맨몸으로 실시하고 나중에는 세라밴드나 재활운동용 고무줄을 이용해 강도를 올린다. 유독 한쪽 어깨 통증이 심한 경우 한쪽씩 번갈아 가며 실시해도 좋다.

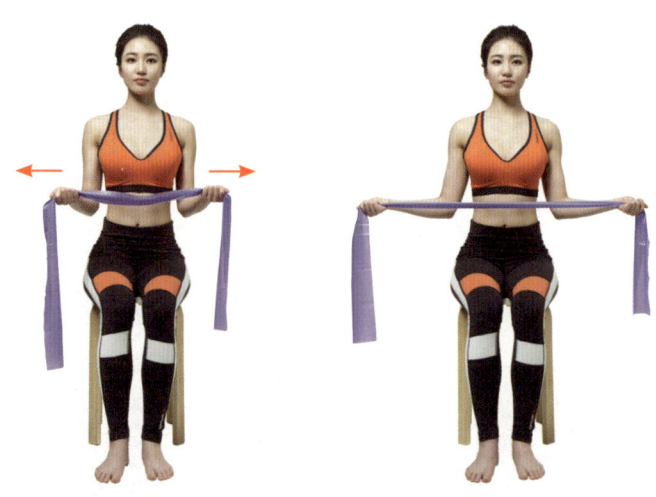

세라밴드를 이용한 무일푼 자세.

팔꿈치를 옆구리에 최대한 붙이고 허리를 곧게 펴고 앉는다. 어깨와 팔이 직각을 이루도록 팔꿈치를 구부려 양 손바닥이 하늘을 보게 한다. 배꼽 앞에서 양쪽 새끼손가락을 마주 닿게 한 뒤 서로 멀어지도록 어깨를 돌린다. 이때 팔꿈치가 벌어지지 않도록 한다. 처음에는 맨몸으로 시작하되 익숙해지면 고무줄을 잡고 실시해 부하를 늘린다. 고무줄은 욕심내지 않고 한 번에 쉼 없이 15회 이상 할 수 있을 정도의 탄성을 가진 제품으로 고른다.

세라밴드나 재활운동용 고무줄을 기둥이나 가구에 묶어두고 한쪽씩 번갈아 잡아당기며 실시할 수도 있다. 이때 팔꿈치가 몸에서 뜨지 않고, 양쪽 견갑골이 서로 맞닿도록 수축시키는 게 중요하다. 올바른 자세를 잡기 위해 팔꿈치와 옆구리 사이에 작은 쿠션을 끼우고 실시해도 좋다.

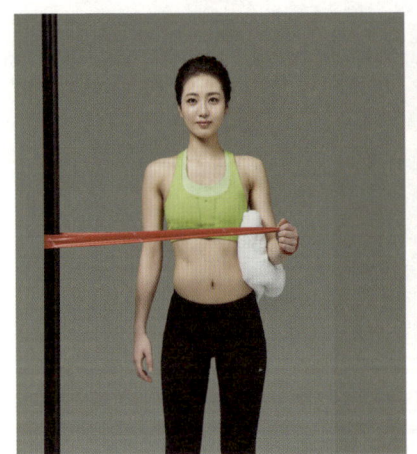 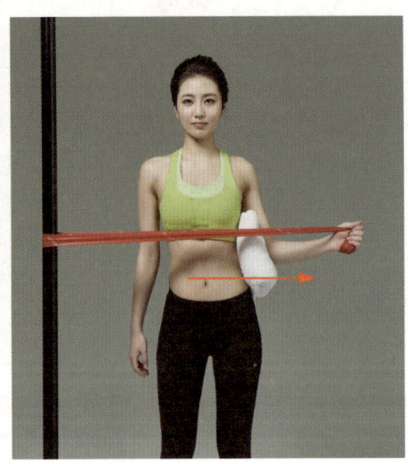

기둥과 세라밴드를 이용한 재활운동.

사례 5

만성 두통의 세계

"두통, 치통, 생리통엔 게○린!"

국내 제약 광고 사상 최고의 카피가 아닐까 싶다. 한국인이 가장 많이 겪는 통증 3가지를 기가 막히게 선별했다. 그중에서도 두통을 맨 앞에 내세운 건, 역시 남녀 불문하고 모두 겪을 수 있는 통증인 데다, 충치나 사랑니를 뽑으면 해결되기도 하는 치통과 달리 잘 해결되지 않는 모호함 때문일 것이다. 누구나 겪지만 마땅한 해결책은 없는 통증이니 가히 만성 통증 질환의 최고봉이라 부를 만하다. 두통이 오면 대부분의 사람들은 약국에서 파는 진통제에 의존하거나 참고 넘어가는 것을 주된 처방으로 삼는다. 앞서 소개한 대부분의 통증이 그러하듯 두통 역시 불편하되 죽을병은 아니기 때문이다. 그러다 정도가 심해지면 머릿속에 뭔가 잘못된 일이 벌어진 게 아닌지 걱정스러워 온갖 검사를 다 해본다. 하지만 99% 별다른

1차 두통		2차 두통	
유형	%	유형	%
긴장형두통	69	전신감염	63
편두통	16	두부 손상	4
특발성자통성두통	2	혈관 질환	1
일차운동두통	1	지주막하출혈	<1
군발두통	0.1	뇌종양	0.1

(대한내과학회, 《Harrison's 내과학》 제18판. MIP. 2013. 발췌.)

두통의 원인

문제가 없다는 대답이 돌아올 것이다. 넘겨짚는 게 아니라 사실상 통계가 그러하다.

 통계적으로 봤을 때 머리가 아파 병원을 찾은 사람들 가운데 지주막하출혈같이 촌각을 다투는 급성 질환을 앓는 경우는 1% 미만, 뇌종양같이 통증을 유발하는 물리적 실체가 잡히는 경우는 1000명 중 2~3명이다. 두통 하면 떠오르는 유명한 질환들은 사랑과 감동의 메디컬 드라마나 여자 주인공이 갑자기 쓰러지는 100부작 아침 드라마 속에서 찾는 편이 훨씬 빠르다. 절대 다수의 두통이 원인을 정확하게 특정하기 어려운 편두통이나 긴장형두통(Tension Headache)으로 진단된다. 그나마 편두통은 혈관이나 도파민 수용체, 신경계 등에 이상이 생겨 특정 조건(빛, 소음 등)에 과민해진 결과라는 설명과 처방이 이뤄지기도 하는데, 이 역시 긴장형두통에 비하면 4분의 1 수준이다. 만약 이 긴장형두통을 깔끔하게 규명할 수 있다면 현대인의 삶은 질은 비약적으로 상승할 것이다.

긴장형두통은 근육통의 일종이다

감히 말하건대 현대인의 골칫덩이인 긴장형두통의 정체는 트리거 포인트로 인한 근육통일 가능성이 농후하다. 긴장형두통은 목을 둘러싼 근육들이 운동 부족, 과도한 전자기기 사용, 구부정한 자세 등으로 구축되어 나타나는 근육통에 가깝다. '긴장'이라는 표현 때문에 정서적 의미를 크게 부여해 심인성 질환인 것처럼 받아들이는 경우가 많지만, 근육의 긴장으로 발생하는 단순 근육통으로 보는 게 맞다. 그 진원지가 머릿속인지 머리 밖인지 당사자로서는 정확히 구분하기 어렵지만 머릿속이 아픈 편두통이나 뇌 질환과 달리 머리 바깥쪽에 부착된 근육들이 아픈 것이다. 이것이 사실이라면 별다른 해결책이 없는 긴장형두통에 이부프로펜과 같은 엔세이드 계열의 진통소염제가 잘 듣는 이유도 쉽게 설명된다. 근육통이라서 그런 것이다. 따라서 긴장형두통에 대처하는 방법 역시 간단하다. 근육에 문제가 생겨 나타난 증상이니 근육을 처치해 해결한다. 어떻게? 마사지와 스트레칭, 그리고 운동을 통해서다.

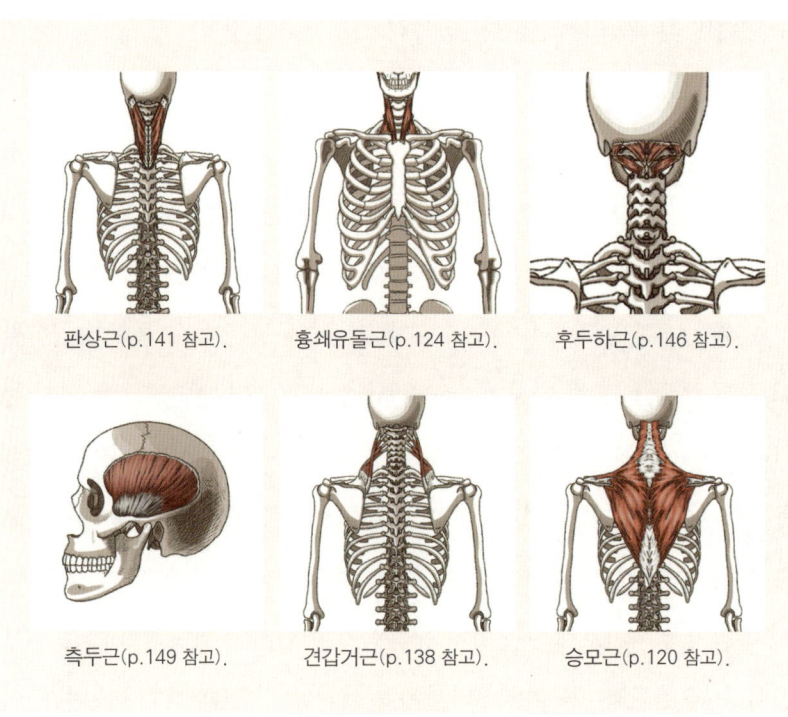

체크 포인트

목에 위치한 자세유지근들의 구축과 이로 인한 트리거 포인트의 발생, 다시 트리거 포인트로 발생되는 신경 포착 때문에 두개골 안면부에 나타나는 근육의 방사통. 이것이 지금까지 작자 미상의 통증으로 치부되어온 긴장형두통에 대한 가장 명쾌한 설명이다. 머릿속 이론이 정리되었다면 남은 것은 실천이다. 매일 자주 목을 주무르면 두통이 사라질 것이다.

실전 마사지 & 스트레칭

● 체크 포인트별 마사지

흉쇄유돌근은 p.126과 p.174, 후두하근은 p.147, 측두근은 p.150, 견갑거근은 p.139, 승모근(상부)은 p.122를 참고하여 마사지한다.

● 판상근

p.144의 '어미 고양이 마사지' 기법을 적극 활용하되 다소 미진하게 느껴진다면 땅콩볼을 적극 활용한다. 일반적으로 땅콩볼은 능형근 부위를 마사지하는 데 특화되어 있다고 생각하기 쉽지만 보다 위쪽에 갖다 대면 판상근, 거기서도 능형근 밑에 숨은 경판상근을 마사지할 수 있다.

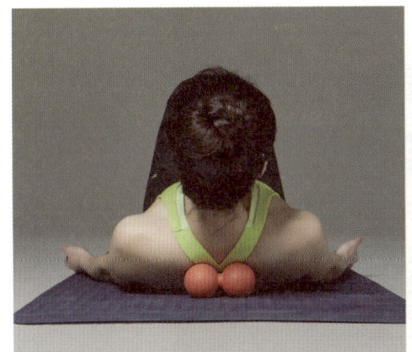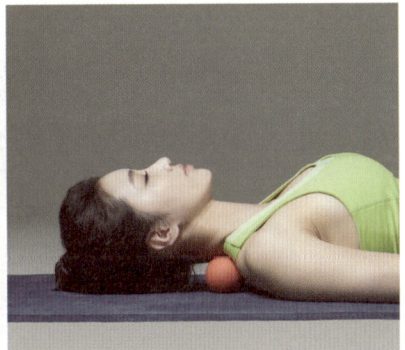

땅콩볼을 이용한 판상근 마사지.

● 긴장형두통 재발 방지와 예방을 위한 운동

① 목 스트레칭

　수축되어 있는 목 근육에 중력을 활용하여 스트레칭을 실시한다. 침대 모서리 밖으로 머리를 내밀고 그대로 아래로 늘어뜨린다. 목을 늘어뜨린 상태에서 10초가량 심호흡을 한 뒤 목을 들어 올린다. 어지럼증이나 통증이 느껴지지 않도록 천천히 움직이도록 한다. 경추 7번 부근에 수건이나 쿠션을 받쳐도 좋다.

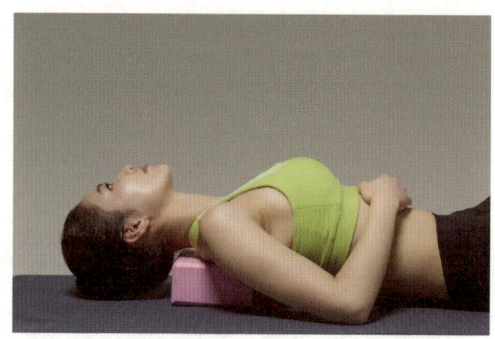
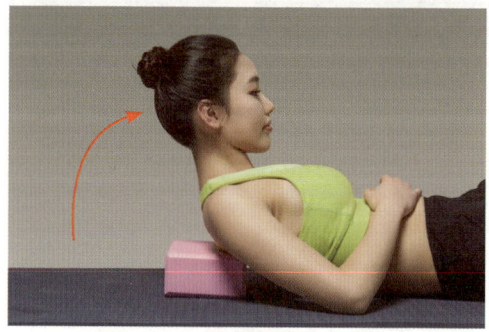

목 스트레칭.

② 타월 스트레칭

 머리를 앞뒤로 밀고 내미는 자세에 적절한 '브레이크'를 걸어 목 근육에 등척성 운동을 시키는 방법이다. 머리 뒤에 타월(또는 세라밴드)을 감고 하는 방법과 손바닥을 이마에 대고 머리를 앞으로 밀면서 실시하는 방법이 있다.

 타월(또는 세라밴드)을 준비해 머리 뒤에 두른다. 양손으로 타월을 잡아당기면서 머리는 뒤로 민다. 이 상태로 10초간 정지했다가 휴식한 뒤 반복한다. 5세트씩 실시하며 손힘의 강도를 점차 높여간다.

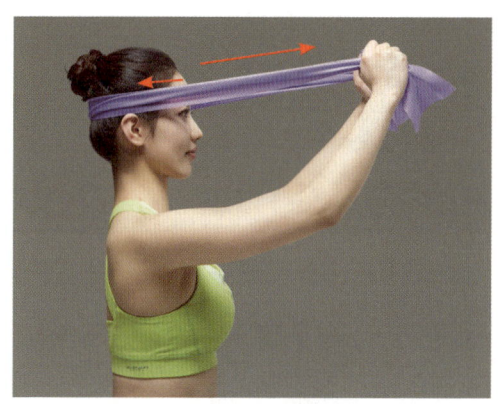

타월 스트레칭.

③ 윗목 일으키기

 최종 단계는 목 강화 훈련이다. 척추 강화 훈련인 윗몸일으키기처럼 경추도 중력과 머리 무게를 이용해 웨이트 트레이닝을 실시할 수 있다.

고무공이나 베개, 폼롤러를 목과 어깨 사이에 대어 뒤통수가 살짝 공중에 뜨도록 한다. 그 상태에서 턱을 쇄골에 가져다 댄다는 느낌으로 끌어당겨 목을 세운다. 머리와 목을 통째로 들어 올리는 게 아니라 뒤통수에서부터 경추 7번까지 각 뼈마디의 '분절'을 느끼면서 천천히 경추를 둥글게 말아 올린다는 느낌으로 들어 올린다. 천장을 바라보고 있던 시선이 배꼽을 향한다고 생각해도 좋다. 한 번에 쉬지 않고 15회 이상 가능한 근력을 목표로 매일 틈틈이 여러 번 실시한다.

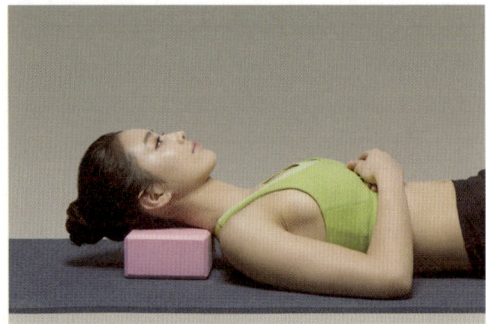

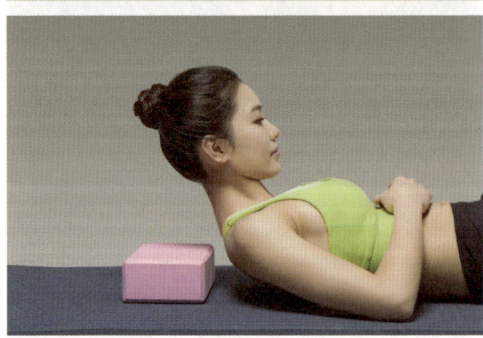

윗목 일으키기.

운동성두통도 근육통일지 모른다

고강도의 웨이트 트레이닝 후 두통을 호소하는 사람들이 있다. 짧게는 2~3일에서, 길게는 일주일씩 이어지는 이 증상을 두고 '운동성두통'이라고 진단을 내리기도 한다. 그러나 진단은 있되 처방은 없다. 정확한 기전은 알 수 없으며, 적절한 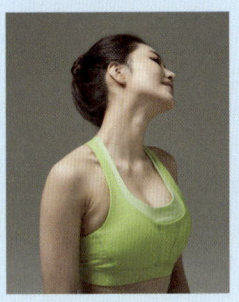 휴식을 취하면 자연스럽게 회복된다고 말할 뿐이다. 그런데 이 운동성두통의 상당수도 긴장형두통의 일종으로 보인다. 많은 사람들이 고강도 근력 운동 시 이용하는 발살바 호흡 등으로 생긴 뇌혈관 문제가 아닐까 고민하는데 막연한 추정보다 실제적인 근육통을 의심하는 게 합리적이다. 근력 운동을 할 때 우리는 턱(입)을 다물고 목을 강하게 수축하는 습관을 보인다. 이 과정에서 목 근육이 강하게 수축되는 바람에 일시적으로 통증 유발점이 생겨 두통을 유발하는 건 아닐까? 운동 유발성 통증을 자주 겪는 사람이라면 중량 운동을 할 때 경추 중립 자세(Neck Packing)를 유지하도록 노력하고, 만약 두통이 나타난다면 긴장형두통과 같은 요령으로 목 근육을 풀어준다. 필시 효과가 있을 것이다.

사례 6

K상사의
교통사고 후유증

K상사는 전형적인 군인이었다. 강직하고 터프한 성격에 매사 입버릇처럼 정신력을 강조했으며 본인 역시 그렇게 살아왔다. 젊은 날 특공여단 하사관으로 임관한 이래 혹독한 훈련으로 그의 양쪽 무릎 십자인대는 내외측을 막론하고 모두 너덜너덜해진 지 오래다. 이제 막 40대에 접어들었지만 벌써부터 시큰거리는 무릎 통증을 안고 살아간다. 수술을 권하는 이들도 많지만 십자인대 재건 수술은 전역 사유가 될 수 있는지라 꿋꿋이 참고 버텨왔다. 한창 자라는 딸아이의 장래를 생각하면 자기 몸의 불편함쯤이야 정신력으로 극복할 수 있는 '터프가이' 가장이었다.

그런 K상사의 한계를 시험하는 사건이 어느 날 예기치 못한 곳에서 터졌다. 설 연휴를 맞이해 귀경길에 오른 그의 차가 그만 빙판길에 뒤집어져 버리고 만 것이다. 불행 중 다행으로 사고 규모에 비해 부상은 경미했다. 탑승자 전원이 안전벨트를 착용한 덕분이었다. K상사는 늑골 2개에 금이 갔고 핸들에 부딪혀 얼굴에 타박상을 입었다. 병가를 내고 약 두 달간 군병원에서 요양을 마친 그는 퇴원과 동시에 부대로 복귀했다. 뼈는 잘 붙었고 얼굴의 상처는 말끔하게 나았다. 그러나 K상사의 몸과 마음은 사고 이전 상태로 완전히 돌아오지 못했다. 무엇보다 그를 괴롭힌 건 원인 모를 두통이었다. 하루 종일 눈알이 빠질 것 같은 압통과 정수리 부근의 지끈거림, 관자놀이 근처의 압통, 뻣뻣하게 굳은 뒷목은 그야말로 두통 종합선물세트 같았다. 병원에서 두부 CT와 MRI까지 모두 찍어봤지만 아무 이상이 없다는 결과만 나왔다. 충격으로 생긴 뇌진탕 후유증이라 하기에는 사고로부터 꽤나 긴 시간이 흐른 뒤였다. 병원에서는 그의 증세가 교통사고 당시 목이 꺾여 나타난 '편타성 손상' 때문이라고도 했고, 충격으로 일자목이 되는 바람에 나타난 '경추성두통(Cervicogenic Headache)' 증상이라고도 했다. 교통사고 후유증으로 유명하다는 병원과 한의원을 돌아다니며 목을 잡아당기는 견인치료를 꾸준히 받고, 관절에 좋다는 한약을 지어 먹기도 했지만 통증은 나아지지 않았다. 그로부터 두 달 후 K상사는 지끈거리는 머리를 주무르느라 업무를 보지 못할 정도가 되었다. 급기야 그의 통증은 마음까지 지배하기 시작했다. 몸이 불편하고 업무 능률이 떨어지니 매사가 귀찮아지고 사람을 멀리하게 되었다. '이러다 의가사 전역으로 군인아파트를 빼야 되는 상황이 오는 건 아닐까? 그러면 연금도 못 받을 텐데…' 미래에 대한 불안과 근심은 꼬리에 꼬리를 물고 커

져만 갔다.

　명확한 기전은 모르지만 원인 모를 통증에는 항우울제가 잘 듣는다는 의사의 조언에 따라 K상사는 항우울제를 복용하기 시작했다. 그날 아침, 그는 잊고 있었던 얼굴을 떠올렸다. 사단 신교대 교관을 하던 중사 시절 관리하던 병사 중 우울증이 있다며 유달리 힘들어하던 훈련병이었다. K상사는 당시 훈련병의 우울증을 잘 이해할 수 없었다. 그런데 그의 우울함이 바로 이런 기분이었던 것일까? K상사의 힘든 하루가 시작되고 있었다.

━ 왜 교통사고 후유증은 유독 두통으로 남는가? ━

교통사고를 겪은 사람들은 후유증으로 두통을 호소하는 경우가 많다. 병원에서는 이런 경우에 대개 편타성 손상(Whiplash Injury)이라 진단한다. 충돌로 급정거하는 차량의 모습을 잠시 떠올려보자. 차 안의 탑승자는 차량의 관성을 이기지 못해 머리가 앞으로 크게 숙여졌다 뒤로 꺾일 듯 흔들리게 된다. 마치 '채찍질'을 연상시킨다 하여 편타(채찍)성 손상이라 불리는데 이런 움직임이 목에 손상을 입혀 두통이 나타난다는 의견이다. 그런데 이 진단의 실체가 몹시 모호하다. 편타성 손상이란 사고 순간의 모습을 나타내는 것이지 목에 남은 상처의 흔적을 지칭하는 말이 아니다. 이 진단이 해부학적인 실체를 얻으려면 '경추 1번의 돌기 부분이 부러졌다'라거나 '경추 인근의 특정한 인대가 찢어졌다' 혹은 '목디스크처럼 일

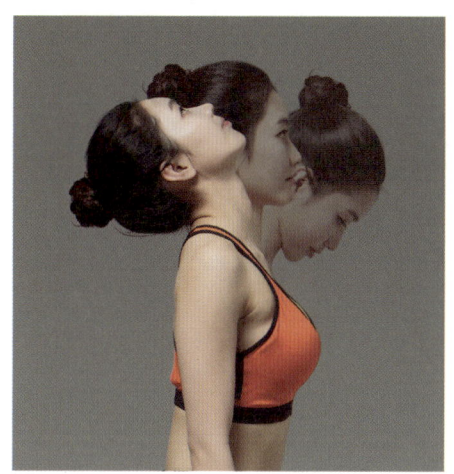

차량 충돌 시 목의 움직임.

종의 추간판 탈출 상태다'라는 식으로 명확한 병변을 구별해낼 수 있어야 한다. 따라서 마땅한 원인을 규명하기 힘든 교통사고 환자들에게 남발되는 진단명이 아닌가 의심하게 된다. 편타성 손상은 목 부분의 뼈나 결합 조직이 상한 게 아니라 긴장형두통 가운데 통증이 매우 심한 몇 가지 경우를 오진한 결과일 수도 있다. K상사처럼 교통사고 후 뇌진탕이나 경막하출혈 같은 상해의 징조가 보이지 않는데 두통이 끊임없이 이어진다면 목 근육에 남은 트라우마를 의심해보는 게 합리적이다. 따라서 교통사고 후유증 환자는 무작정 온열치료나 목 견인치료 같은 물리치료만 받기보다 TPI 시술을 하는 통증의학과를 찾아가 긴장형두통을 유발하는 근육에 주사치료를 받아보는 게 좋다.

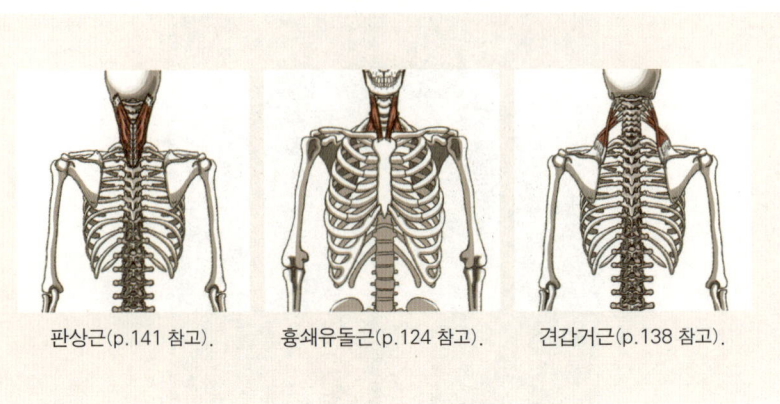

판상근(p.141 참고). 흉쇄유돌근(p.124 참고). 견갑거근(p.138 참고).

체크 포인트

또한 이런 환자에게는 일자목이나 거북목 같은 체형 변화가 흔하게 일어난다. 이러한 목의 직선화 현상은 흉쇄유돌근과 견갑거근이 강하게 구축되어 목을 잡아당긴 결과로 풀이된다. 마사지와 주사 치료를 병행해 통증의 강도를 낮춘 뒤 거북목 교정 운동을 꾸준히 실시할 것을 권한다.

실전 마사지 & 스트레칭

● **체크 포인트별 마사지**

판상근은 p.144, 흉쇄유돌근은 p.126, 견갑거근은 p.139를 참고하여 마사지한다.

● 일자목·거북목 교정 운동

① 벽 밀기

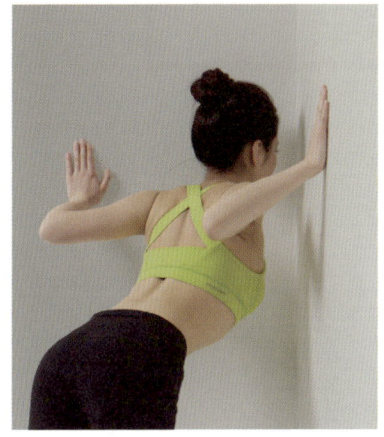

벽면의 모퉁이를 활용해 가슴과 목을 펴주는 스트레칭을 한다. 양손을 어깨 높이로 들어 벽을 짚는다. 몸을 기울여 가슴을 앞으로 내밀면서 부드럽게 5초간 스트레칭한다. 매일 자주 짬을 내 실시한다.

② 추가적인 선택사항 - 경추 전용 베개의 활용

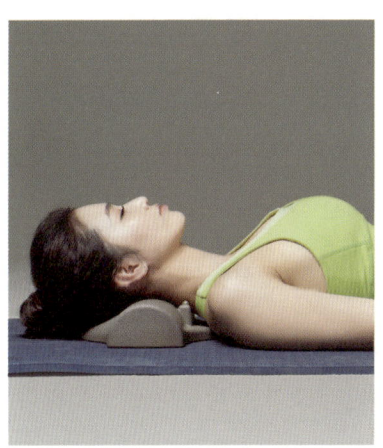

이유를 알 수 없는 두통에 시달린다면 시중에 유통되는 경추 전용 베개나 의료 보조기를 이용해보는 것도 좋다.

사례 7

두통의 숨은 원인, 턱관절증후군

턱관절증후군(Temporomandibular Joint Syndrome, 측두하악장애)이란 작자 미상의 통증 중에서도 '끝판왕(Last Boss)' 같은 존재다. 사전적 의미는 턱관절의 구조물(뼈, 근육, 인대, 디스크) 이상으로 발생되는 각종 질환을 통칭한다. 주요 증상으로 안면비대칭, 부정교합, 안면부 통증, 턱관절 습관성 탈구, 만성 두통 등이 있으며, 경우에 따라 난청이나 이명 증상까지 나타난다. 아래턱에 발생하면 어금니 안쪽에서 통증이 느껴져 치통으로 오인하기도 한다. 여기까지의 설명으로만 보면 그 무서움이 피부에 와 닿지 않는데 실제 턱관절증후군으로 고생하는 사람은 일상생활 자체가 불가능해 학업이나 직장을 그만두고 집과 병원만 오가는 경우도 드물지 않다. 문제는 원인과 치료에 대해 공통된 합의가 없다는 데 있다.

현재 제기되는 대표적인 원인들을 추려보면 엎드려 잠을 자거나 이를 가는 자세와 관련된 습관, 지나치게 딱딱하고 질긴 음식을 즐기는 식생활, 교통사고와 같은 심한 충격을 받은 뒤 찾아오는 외상 후 스트레스, 다리를 꼬거나 잘못된 보행 습관으로 생긴 전신의 체형 불균형이 심화되어 발현된 보상작용이라는 주장까지 다양하다. 그러나 아직 공인된 중론은 없기 때문에 치료에서도 의견이 분분해 의사의 출신 대학과 분과, 소속 학회의 학풍 등에 따라 진료 성향과 방법이 극명하게 갈린다. 수술 중심의 처치로 유명한 곳이 있는가 하면(세브란스병원), 보조기 착용과 재활을 중시하는 병원(서울대병원)도 있다. 진료 의사의 전문영역에 따라서도 처방과 치료법이 달라진다. 치과(악안면내·외과), 정형외과, 통증의학과, 성형외과 등 여러 과에서 진료를 한다. 따라서 턱관절 문제가 있다면 가급적 출신 대학과 진찰과가 서로 다른 다양한 의사에게 여러 차례 진찰을 받은 뒤 종합적으로 결론지을 것을 권한다. 턱관절증후군의 자각증상은 다음과 같다.

- 턱관절 인근의 원인 모를 통증
- 턱관절의 습관성 탈구
- 턱에서 들리는 모래를 씹는 것 같은 탄발음
- 입을 크게 벌리기 힘듦(손가락 3개를 세워 입에 넣지 못함)
- 부정교합이나 안면비대칭이 심함

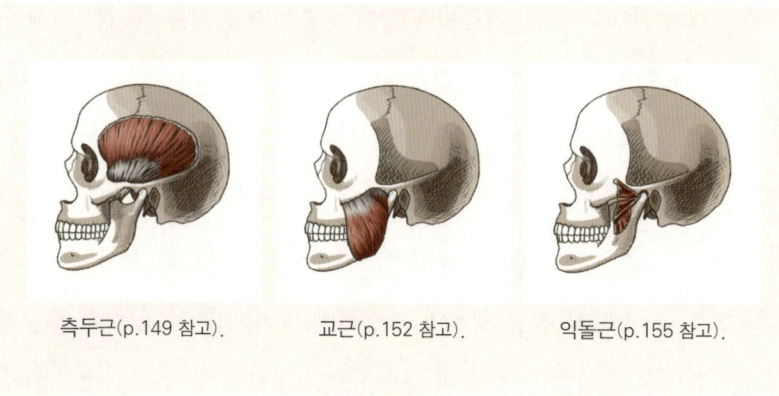

측두근(p.149 참고).   교근(p.152 참고).   익돌근(p.155 참고).

체크 포인트

다만, 한 가지 희망적인 사실은 원인과 근본적인 해결책은 몰라도 어느 정도 스스로 통증을 관리할 방법이 있다는 점이다. 턱관절증후군은 음식물을 씹는 동작과 관련된 3개의 저작근에 대한 피로와 스트레스로 발현되므로 이 근육들을 자주 마사지하고 스트레칭한다. 일종의 대증요법이기는 하나 이를 통해 일상과 투병을 양립시킬 수 있는 에너지를 얻을 수 있다.

실전 마사지

● **체크 포인트별 마사지**

측두근은 p.150, 교근은 p.153, 익돌근은 p.156을 참고해 마사지한다.

● **공을 활용한 핀 & 스트레치**

공을 이용한 마사지는 손을 이용한 마사지보다 정확도는 떨어지지만 누워서 편안한 자세로 실시할 수 있다는 장점이 있다. 턱관절증후군은 전신의 긴장과 밀접한 연관이 있다. 우리는 순간적으로 힘을 쓰거나 긴장할 때 턱관절을 수축시켜 이를 악무는 습관이 있다. '이완'이라는 마사지의 대전제를 위해선 반드시 삼가야 할 습관이다. 손 마사지와 함께 공을 이용하는 방법도 적극 병행하자.

부드러운 공(고무공 추천)을 바닥에 놓은 뒤 뺨을 대고 옆으로 눕는다. 어깨 높이 때문에 목이 꺾일 때는 책이나 폼블록을 이용해 높이를 맞춰준다. 광대뼈 아래와 볼 사이에 공이 들어갔으면 가볍게 공을 굴려가며 교근과 익돌근이 마사지되는 걸 느낀다. 근육에 공이 잘 닿기 시작했다면 입을 벌려 '아' 하는 소리를 내며 크게 숨을 내쉰다. 그런 다음에는 마치

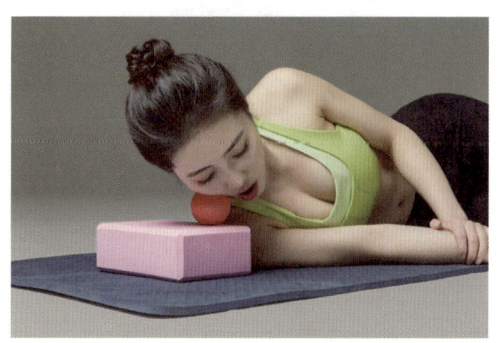

공을 이용한 교근과 익돌근 마사지.

'아니요'라고 말하듯 고개를 좌우로 가볍게 돌리며 마사지를 계속한다. 이는 공을 이용해 교근과 익돌근을 고정(Pin)한 상태에서 입을 벌려 근육을 늘려주는(Stretch) 핀&스트레치 기법의 일종이다. 마사지 내내 부드러운 접촉과 편안한 호흡, 반쯤 벌리고 이완된 입을 유지하도록 한다. 30초~1분 정도 실시한 뒤 좌우를 바꿔 실시한다.

● 일명 '뭉크의 절규'

공을 이용한 핀&스트레치 기법을 앉아서 자기 손으로 실시하는 방식이다. 앉아서 입을 반쯤 벌리고 양손으로 교근을 촉진한다. 손가락 끝을 이용하되 보다 부드러운 자극을 원한다면 엄지손가락과 연결된 손바닥 부분을 이용해도 좋다. 근육을 정확하게 고정했다면 천천히 입을 최대한 벌

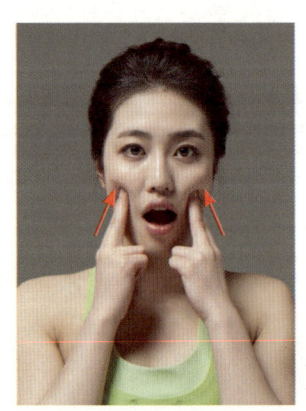

손가락을 이용한 교근과 익돌근 마사지.

려 턱 근육을 스트레칭한다. 마사지 내내 부드러운 접촉과 편안한 호흡, 입은 이완된 상태를 유지하도록 한다. 30초~1분 정도 실시한다.

● **구강을 통한 외측익돌근 마사지와 내측익돌근 마사지**

턱관절증후군 마사지에서 비장의 카드는 바로 입안에 손가락을 넣는 방법이다. 저작근 삼형제인 측두근, 교근, 익돌근을 입 안팎에서 동시에 마사지할 수 있다. 교근과 측두근은 밖에서 마사지하는 것으로도 충분한 효과를 볼 수 있으니 심각한 경우가 아니라면 굳이 구강을 통한 접근법을 고집할 필요가 없다. 그러나 익돌근은 밖에서 눌러주는 것만으로는 한계가 명확하기 때문에 다소 번거롭고 거부감이 들더라도 구강을 통한 익돌근 접근법을 익히도록 한다.

주의사항은 입을 지나치게 크게 벌리면 풀어줘야 할 저작근들이 긴장해 효과가 없다는 사실이다. 최대한 입을 작게 벌리고, 헛구역질이 계속된다면 혓바닥을 살짝 안으로 말아 넣고 실시한다. 손톱에 잇몸이 상할 수 있으니 라텍스 장갑을 착용한다.

① **외측익돌근 마사지**

오른쪽을 마사지한다면 오른손으로 오른쪽 관골돌기 근처를 짚어주고 왼손을 입안에 넣는다. 위쪽 어금니 바깥쪽을 훑으면서 손가락을 대각선 위쪽 방향으로 밀어 올린다. 밖에서 짚어주는 오른쪽 손가락과 안에서 밀어내는 왼쪽 손가락이 서로 맞닿으면 성공이다. 볼과 외측익돌근을 사이에 두고 두 손가락이 만난 상태에서 더 이상 무리한 압력을 가하지 말고 10~20초 정도 유지한다.

② 내측익돌근 마사지

오른쪽을 마사지한다면 오른쪽 손가락으로 오른쪽 아래턱 밑에서 위로 손가락을 찔러 넣어 내측익돌근을 입 바깥쪽에서 눌러놓고 시작한다. 왼쪽 손가락을 입안에 넣는다. 아래쪽 어금니 안쪽을 훑으면서 어금니 뒤편으로 들어간다. 밖에서 누르는 오른쪽 손가락과 안에서 누르는 왼쪽 손가락이 서로 맞닿으면 성공이다. 내측익돌근을 사이에 두고 두 손가락이 만난 상태에서 더 이상 무리한 압력을 가하지 말고 10~20초 정도 유지한다.

사례 8

주말 운동 후 어깨 통증

신임 초등교사인 C씨는 최근 방과 후 동료 선생님들과 하는 배구 동호회에 가입했다. 키가 커서인지 회원들의 열렬한 환영을 받은 그는 오래지 않아 첫 경기를 뛰게 되었다. 팀의 기대에 부응하고자 교무주임을 피해 사각으로 스파이크를 찔러 넣고, 교감 선생님을 향해 토스를 몰아주며 업무의 연장선 같은 시간을 보냈다. C씨의 스파이크가 봉인된 것은 바로 이튿날부터였다. 아침부터 느낀 뻑적지근한 어깨 통증은 파스를 붙이고 푹 쉬어도 좀처럼 낫지 않았다. 판서를 하거나 선반에 물건을 올리기 위해 팔을 들어 올릴 때는 괜찮은데, 유독 스파이크를 하기 위해 팔을 휘두르려고 하면 이물감과 함께 찌릿한 통증이 어깨를 덮쳤다. 이렇게 배구 동호회의 대형 신인은 데뷔와 동시에 은퇴를 하게 되는 것일까? 아픈 데에는 혹시 다른 이유가 있는 걸까?

―― 운동 부족에 시달리는 어깨 ――

어깨는 인체의 관절 가운데 가장 잘 움직일 수 있게 디자인된 관절이다. 소켓 관절(Ball Joint) 형태를 이루고 있어 전후좌우, 상하는 물론 회전까지 가능한 '3도 관절'이다. 고정되어 있다기보다 사실상 들뜬 상태다.

어깨에 주어진 소명은 움직임이다. 이것을 가동성(Mobility, 운동성)과 안정성(Stability)이라는 용어로 표현한다. 어깨는 태생적으로 가동성이 뛰어나지만 안정성은 떨어지는 관절이다. 어깨를 다치는 경우는 크게 2가지인데, '너무 안 움직여서(가동성 불만족)' 또는 반대로 '너무 멋대로 움직여서(안정성 초과)'다. 따라서 어깨를 건강하게 유지하고 싶다면 양립하기 어려워 보이는 두 가지 사실을 동시에 충족시킬 만한 전략을 짜야 한다. 이런 고민 없이 평소에는 하루 종일 컴퓨터 마우스와 운전대만 잡다가 주말에 반짝 운동하는 사람들은 십중팔구 어깨 통증에 시달리게 된다. 요즘 인기 있는 사회인 야구나 골프, 수영 등의 동작은 하나같이 어깨를 회전시키는 동작이 많아서 상해의 위험이 더 크다.

―― 어깨 관절의 기본 동작 ――

어깨 관절의 기본 동작들 가운데 각종 스포츠에서 팔을 내젓는 동작의 기초가 되는 외회전을 중심으로 어깨의 가동성과 안정성을 증진시킬 수 있는 방법을 알아보자. 전거근은 '어깨 가문의 당주'라는 이름에 걸맞게 견

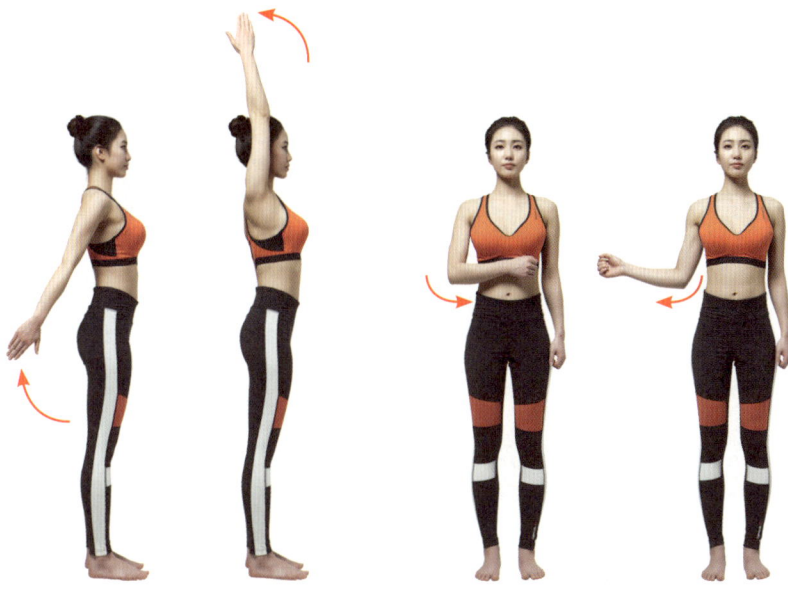

굴곡·신전(Flexion·Extension). 내·외회전(Internal·External Rotation).

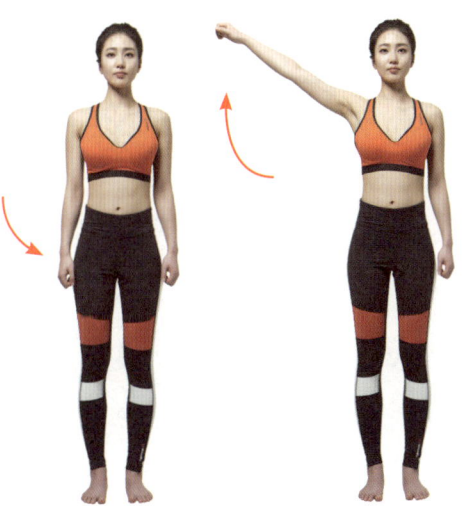

모음·벌림(Adduction·Abduction).

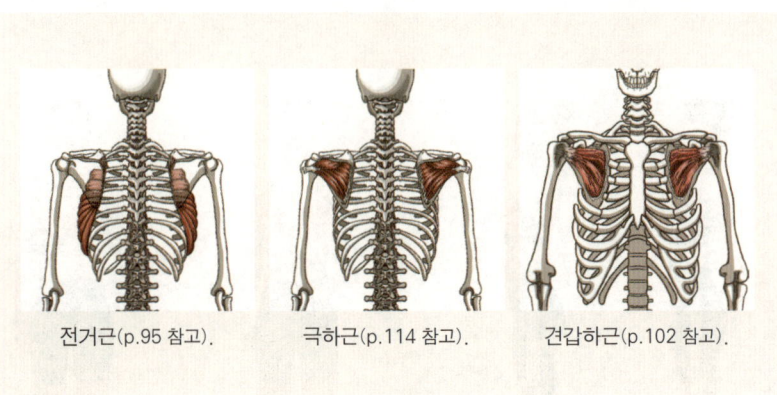

전거근(p.95 참고).   극하근(p.114 참고).   견갑하근(p.102 참고).

체크 포인트

  갑골이 몸통에 붙어 있게 해주는 연결고리다. 어깨의 안정성을 이야기할 때 전거근을 빼놓을 수 없다. 전거근에 문제가 생기면 어깨의 기반 전체가 흔들린다고 생각해야 한다.

  극하근과 견갑하근은 수축을 통해 어깨를 안팎으로 돌리는 내·외회전 동작을 담당하는 주요 근육이다. 평소 어깨를 전혀 사용하지 않다가 주말에 급작스러운 스포츠 활동을 한 뒤 어깨 통증을 호소하는 사람들은 이 두 근육에 문제가 생겼을 가능성이 크다. 운동 후 발생한 어깨 통증은 스트레칭과 마사지를 하면 며칠 내로 해결할 수 있다. 그러나 준비 없이 다시 필드에 나간다면 또 똑같은 통증과 부상을 겪게 될 것이다. 어깨를 쓰는 것이 서툰 사람들은 주중에 어깨의 안정성과 가동성을 늘려주는 운동으로 기초를 다져놓을 필요가 있다.

실전 마사지 & 스트레칭

● **체크 포인트별 마사지**

전거근은 p.96, 극하근은 p.115, 견갑하근은 p.103을 참고하여 마사지한다.

● **어깨의 가동성과 안정성을 위한 운동**

① I, Y, T, W 운동

어깨의 움직임을 총망라하는 동작이다. 어깨 관절이 보여줄 수 있는 굴곡, 신전, 외회전 패턴을 모두 반복해 안정성을 현저히 증가시킨다. 아무런 저항 없이 양팔을 들어 올리는 것만으로 충분하며 이에 익숙해졌다면 1kg짜리 아령이나 세라밴드를 가지고 실시해도 좋다. 무게가 중요한 게 아니라 최대한 천천히, 많이 실시하는 게 중요하다.

I, Y 무릎을 구부리고 앉아 짐볼에 몸을 지지하고 동작한다. 양팔을 하늘을 향해 들어 올려 알파벳 I, Y 모양을 만든다. 허리는 숙이지 않고 팔꿈치는 쭉 펴도록 한다. 이때 어깨가 솟아서는 안 된다.

T 양팔을 좌우로 벌려 바닥과 수평이 되도록 한다. 가슴을 내밀고 양쪽 견갑골을 모은 상태에서 실시한다.

W 팔꿈치를 구부려서 뒤로 당긴다. 수평선상에서 양손을 뒤로 짜낸다는 느낌으로 견갑골을 모은다.

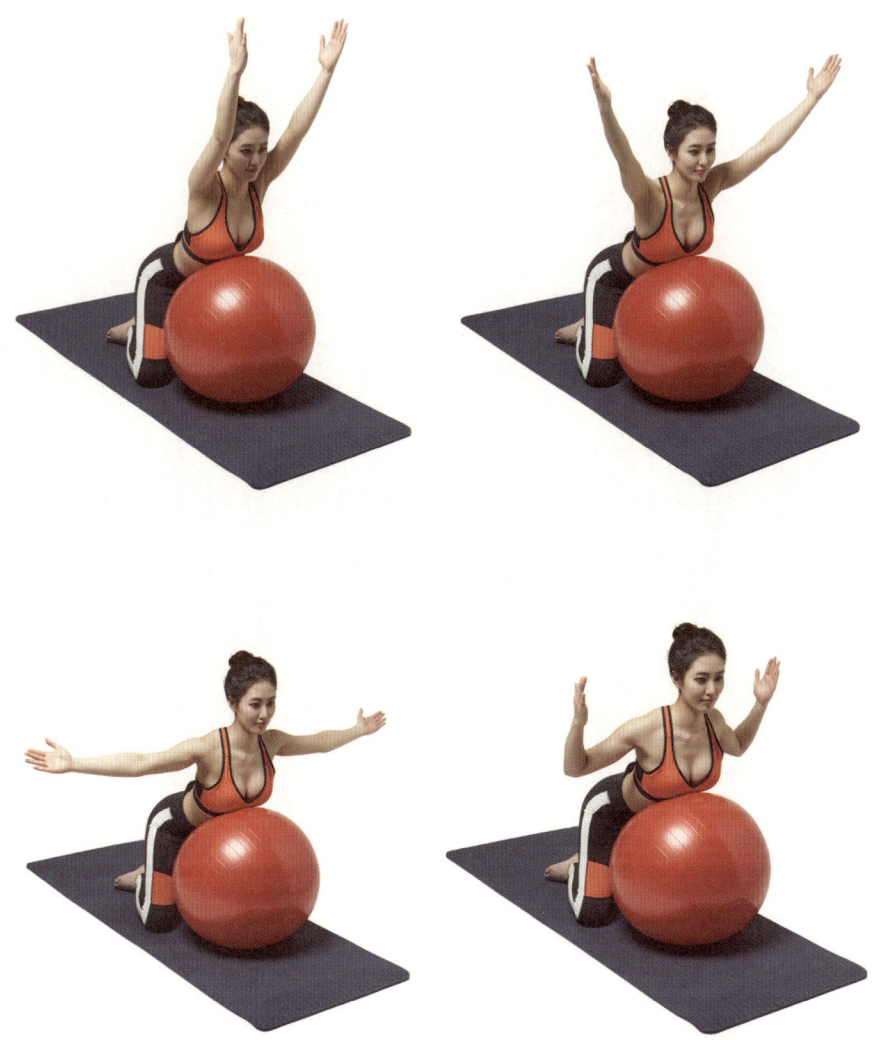

I, Y, T, W 운동.

② 견갑골 턱걸이(Scapular Pull Up)

철봉에 매달려 팔을 최대한 편 뒤 어깨를 으쓱으쓱하여 견갑골을 풀어 줬다 조여줬다를 반복한다. 이 동작은 전거근 운동이다. 전거근이 이완과 수축을 반복하며 견갑골을 몸통에서 붙였다 떼어내는 동작인데, 이를 통해 전거근이 활성화되면 어깨가 솟거나 모이지 않고 자연스럽게 펴진다. 만약 매달리는 게 너무 힘들다면 발끝이 지면에 닿은 상태에서 실시해도 좋다.

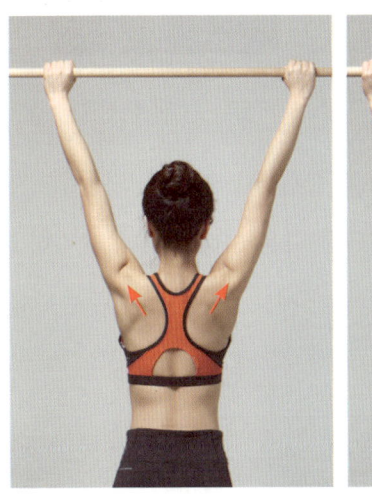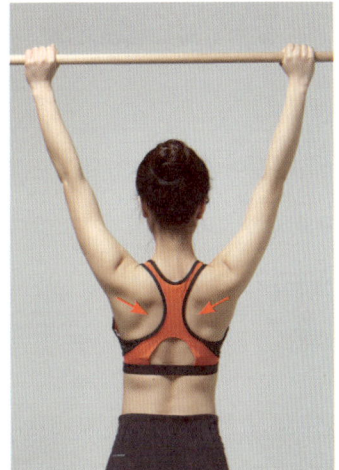

견갑골 턱걸이.

③ 견갑골 밀기(Scapular push up)

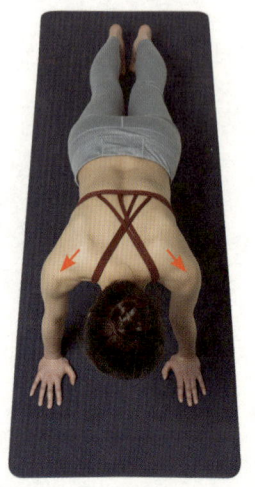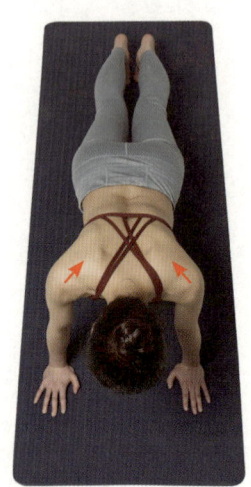

견갑골 밀기.

견갑골 턱걸이와 비슷한 운동으로 전거근을 이용해 밀어내는 힘을 키우는 동작이다. 팔꿈치를 펴고 엎드린 다음 머리는 곧게 유지하고 팔은 전혀 움직이지 않은 상태에서 견갑골만 서로 조였다 풀어주는 동작을 반복한다.

④ 폼롤러 위에서 버티컬 롤(Vertical Roll)

폼롤러와 척추가 일자가 되도록 등을 대고 눕는다. 좌우로 팔을 뻗고 천천히 활개를 치듯이 크게 반원을 그린다. 팔꿈치를 굽히지 말고 가능한 한 손등이 바닥에 닿도록 노력하며 10회 이상 실시한다.

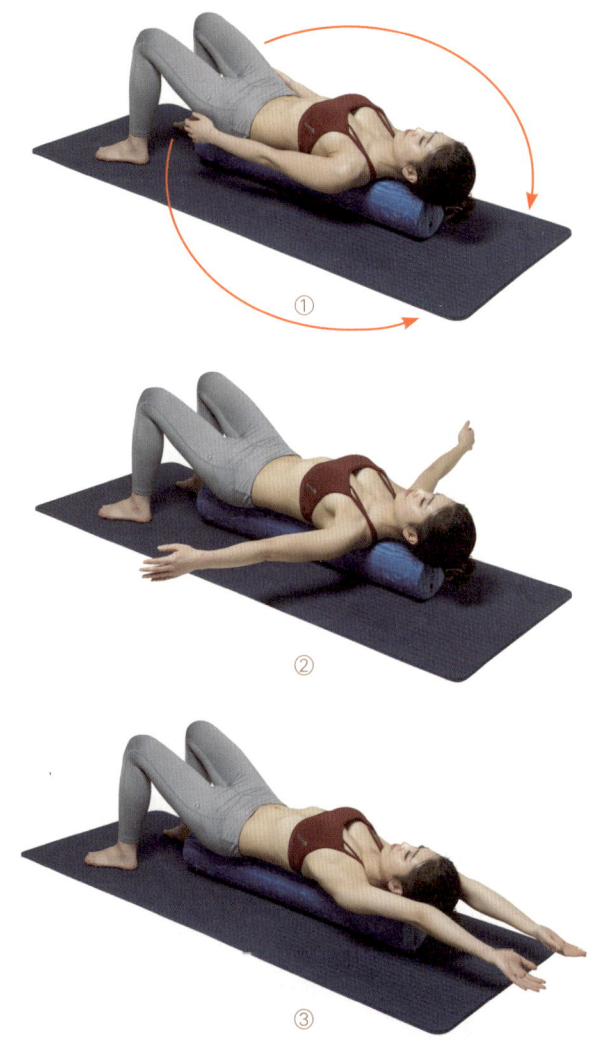

폼롤러 위에서 버티컬 롤.

에필로그

인생은 짧고, 예술은 길다
히포크라테스는 그렇게 말하지 않았다

감염 질환 진단법을 다루는 어느 의학 교과서[9]의 한 챕터는 유명한 히포크라테스의 명언으로 운을 뗀다. '인생은 짧고, 예술은 길다(Art Is Long, Life Is Short).' 당혹스럽다. 감염성 질환을 이야기하는데 갑자기 생의 덧없음과 예술의 장구함이라니! 잠시만 생각해보면 여태껏 별 생각 없이 흘려듣던 이 명언의 어색함을 쉽게 발견할 수 있다. 누구나 찰나와 같은 인간의 삶을 한탄할 수 있다. 하지만 왜 하필 의사인 히포크라테스가 이런 말을 남긴 걸까? 아귀가 들어맞지 않는다. 지금껏 이 명언을 즐겨 인용한 사람들에겐 참으로 안 된 일이지만, 사실 이 문장은 엉터리 번역의 산물이다. 라틴어를 영어로 옮긴 것을 다시 한글로 번역하는 와중에, 그마저도 문장 전체가 아니라 첫머리만 떼어서 맥락을 무시한 채 기계적으로 번역한 결과다. 그리하여 원래의 의미와 동떨어진 '예술 예찬'이 되고 말았다.

이 말을 남긴 히포크라테스 선생의 취지는 대략 다음과 같았을 것이다.

> 인생은 짧고, 의술은 길다, 기회는 잠깐이고, 실험은 위험하며, 판단은 어렵다.
> Life is short, art long, opportunity fleeting, experience treacherous, judgment difficult.

기술과 학문 전반을 포괄하는 영단어 Art를 '예술'이라는 좁은 의미에 대입하는 바람에 빚어진 참사다. 손자병법의 영어 번역이 '아트 오브 워(Art of War, 전쟁의 기술)'라는 사례만 봐도 '예술은 길다'가 얼마나 잘못됐는지 단숨에 알 수 있다. 전체적인 문맥과 히포크라테스가 의사였다는 사실을 종합해볼 때 이는 예술작품을 찬양하기 위해 나온 말이 아니다. 정확한 진단을 내리기 어려운 의사로서의 고뇌를 담은 탄식에 가깝다. 따지고 보면 의학 교과서에 인용되기에 더없이 적절한 문장이다.

— 여전히 진단은 어렵다 —

히포크라테스 이후 수천 년이 지났으나 지금도 사정은 마찬가지다. 여전히 진단은 난제다. 진료는 의학적 지식뿐만 아니라 환자와의 의사소통을 염두에 둔 상담 기술까지 집약된 고도의 '기술'이다. 그리고 의사들은 이를 수행하기 위해 최고도로 훈련된 전문가다. 그러나 한편으론 똑같이 짧은 생을 사는 인간이기도 하다. 의사라 해도 전지전능할 수는 없기에 질병의 교묘함, 제도의 불합리함, 인간의 부주의함과 불운 따위가 겹쳐 일어나는 오진은 필연적이다. 의술의 길은 요원하며 진료시간은 짧은데, 검사결과는 불확실하고 판단은 어렵다. 하지만 이를 감안하더라도 일선 의료현장에서 느껴지는 작자 미상의 통증(Pain of Unknown)에 대한 오진율은 유별나게 높다. 시대마다 시대의 고유 질환이 있다. 이 작자 미상의 통증은 인체의 해부학적 결함에서 기인하기 때문에 인류가 지구상에 출현한 이래 줄곧 함께해왔을 것이다. 그러나 근래에 들어 더 기승을 부리고 있다. 이에 대해선 '움직임을 잃어버린 시대라서 그러하다'는 모범 답안이 있긴 하지만 과연 그것이 전부일까? 무릇 한 시대의 모습은 인간이 만든 법과 제도가 더해 만들어진다.

— 실손보험과 도수치료 거품 —

사실 2010년까지도 통증 관리는 국내 의료계에서 크게 주목받는 영역이 아니었다. 통증의학의 선구자인 트라벨과 사이먼스 박사가 트리거 포인트라는 개념을 정립해 학계에 소개한 것은 1980년대의 일이었으나 국내 도입이 본격적으로 이루어진 것은 한참 지난 뒤였다. '통증의학과' 간판을 단 개인병원의 등장은 2000년대의 일이었고, 그전까지 통증 질환은 마취과에서 겸하는 곁가지 진료로 보는 인상이 강했다. 만성 통증에 대한 인식도 대수롭지 않은 것으로 치부했을 뿐 아니라 근본적인 원인 해결보다 당장의 통증만 억눌러놓는 처치 정도였다. 그러는 사이 주목할 만한 2가지 현상이 등장했다. 의료 실손보험 시장의 폭발적인 성장과 이에 발 빠르게 적응한 물리치료사의 급속한 증가다. 여기엔 실손보험의 등장이 거들었다.

2005년부터 개인을 상대로 의료 실손보험 판매가 시작되었다. 공단의 의료보험이 커버해주지 못하는 비급여 진료에 대해 환자의 부담을 줄이고자 만든 것이었다. 실손보험 가입은 2009년경 러시를 이루었는데 금융위에서 보장한도를 줄이도록 약관을 손본다는 입장을 내놓자 보험사들이 '손해 보기 전에 미리미리 가입하라'며 앞다투어 가입자 유치 경쟁을 벌인 결과였다. 덕분에 10여 년 후인 요즈음과 비교해봤을 때 보장 범위가 훨씬 방대하거나 한도 금액이 높게 책정된 상품이 많다. 이처럼 좋은 조건의 실손보험에 가입한 사람들이 늘면서 한 번에 적게는 5만 원에서 많게는 수십만 원에 해당하는 의료비를 보험사가 대신 내주는 일들이 많아지기 시작했다. 그리고 이를 악용한 사람들의 급증은 의료시장에 균열을 일으켰다. 이것이 바로 '왜 하필 2010년 이후 작자 미상의 통증을 겪는 이들이 폭증했는가'를 말해주는 실마리가 된다. 정부와 보험사는 의료비 부담이 줄었다고 해서 안 가도 될 병원을 가는 사람은 없을 것이라 예상했다. 의료는 여윳돈이 생겼다고 해서 '쇼핑'처럼 나서서 즐길 만한 일과 거리가 멀다. 그래서 '뮌하우젠증후군'이 아닌 이상 실손보험이 있다고 일부러 병원 순례를 할 환자는 없을 것이라 여겼다. 도수치료라는 새로운 의료 서비스가 등장하기 전까지는 말이다. 하지만 실손보험과 맞물려 등장한 도수치료는 2010년대에 들어 일종의 '유행'이 되고 말았다.

상황을 악화시킨 요인 가운데 하나는 의사들이 만성 통증 질환에 제대로 준비되어 있지 않았다는 사실이다. 대부분이 통증의학과보다 마취과라는 표현에 더 익숙하고, 신경 차단이나 진통제 처방 외엔 별다른 대응 방법을 갖추지 못했다. 이런 상황에서 실손보험이라는 변수가 등장하자 통증의학의 흐름은 개원의들의 도수치료에 무한정 몸을 맡기는 방향으로 흘러갔다. 대략 다음과 같은 수순이다. 일단 의사는 물리치료사를 고용하고 도수치료를 실시한다고 홍보한다. 이를 듣고 찾아온 환자의 실손보험 여부에 따라 한도 범위 내에서 시간과 비용을 맞춘 비급여 도수치료 처방을 남발한다. 의사는 처방만 내리면 부가 수입이 생기니 편해서 좋고, 물리치료사는 월급 이외의 인센티브를 챙길 수 있어 좋고, 환자는 효과가 있건 없건 어차피 보험사 돈이니 부담 없이 에스테틱 마사지를 받는다는 기분으로 드나들고…. 모두 아쉬울 게 없었던 것이다. 이렇게 증상과 상관없이 도수치료를 처방하거나 일부러 비싸게 치료비를 책정하는 식으로 해서 보험을 악용하는 사례가 끊임없이 발생했다. 결국 보험사 측에선 눈덩이처럼 커져가는 도수치료 시장을 감당하지 못해 2017년 초, 도수치료를 겨냥한 실손보험 약관 개정안을 들고 나와 보험료를 높이는 대신 보장

범위를 대폭 줄이는 방향의 신상품을 제안한 것이다. 보험사마다 표현은 달리했지만 결국 속내는 정확히 도수치료를 겨냥한 조치였다.

— 21세기의 역병, 내 손으로 맞서 싸우자 —

지난 10여 년간 사회상과 맞물려 형성된 작자 미상의 통증증후군의 시대. 과연 그 사이 우리가 얻은 것은 무엇인가? 보험사의 돈으로 의료 쇼핑을 하는 과정에서 무분별하게 팽창한 의료서비스가 과연 합당한 결실을 거두었는지에 대해 엄격하게 돌이켜볼 때다.

2013년, 비만을 주제로 첫 저서를 출간한 이래 지금까지 건강 관련 도서를 집필해온 사람으로서 현 상황은 실로 안타깝다. 움직임을 잃어버린 시대와 원인 불명의 통증들은 비만이나 2형 당뇨 같은 생활습관병(성인병)이 그러했듯 전염성을 가진 것처럼 창궐해가고 있다. 이 시대에 통증은 가히 '새로운 역병'이라 부를 만하다. 이 역병에 맞서 싸워야 하는데 우리는 생각만큼 준비되어 있지 않다. '참거나 수술하거나' 정도의 극단적인 선택을 내리는 경우가 대부분이다.

이를 위해선 가정 단위의 '0차 진료'를 위해 환자 스스로가 준비되어 있어야 한다. 현행 의료법은 의료기관을 규모와 인가 및 설립 주체 등을 기준으로 평가해 1차, 2차, 3차 기관으로 구분하고 있다. 위 차수로 갈수록 접근하기 어렵고 의료비가 부담스러운 대학병원급의 병원을 의미한다.

실존하는 구분은 아니지만 '0차 진료기관'을 상상해보자. 보건소보다 가깝고 저렴한, 나에게 가장 친숙한 의료시설은 바로 가정이다.

집에 작은 구급상자를 마련했다. 책장을 넘기다 살짝 손가락을 베였다고 해서 우리는 무조건 병원을 찾지는 않는다. 구급상자를 꺼내 환부에 거즈를 대고 눌러 지혈을 하고, 소독약을 바른 뒤 일회용 밴드로 마무리한다. 그러고는 다시 책장을 넘길 것이다. 우리가 작자 미상의 통증이라 부르던 증상들의 상당수는 사실 통증의학의 영역에서 봤을 때 손가락을 베이는 정도의 경미한 증상일 수 있다. 난치병이나 불치병이 아니라 알고 보니 단순한 근육통에 가까웠던 증상들, 그러나 실제 의료 현장에서 잡아내긴 어렵고 의사들에겐 크게 어필하기 어려운 만성통증증후군들. 이것을 각 가정에서 쉽게 진단하고 관리할 수 있도록 솔루션을 제공한다면 이보다 좋은 통증 관리용 구급상자는 없을 것이다. 이를 위해 기획된 졸문이 비슷한 아픔을 겪고 있는 독자들에게 삶의 활로를 열어줄 수 있다면 저자로서 더 없는 기쁨과 영광일 것이다.

주

서문

1 Steven D. Waldman, 《외래진료에서 꼭 알아야 할 통증증후군 124가지》, 엘스비어코리아(2012)
2 박경리, 〈불신시대〉, 1957
3 대한성서공회, 《공동 번역 성서》, 잠언 6장 5절

1장

4 남세희·박성규, 《바른 몸이 아름답다》, 중앙북스(2015)
5 Travell & Simons, 《통증유발점의 기전과 치료》, 영문출판사(2003)
6 Joseph E. Muscolino, 《통증유발점, 연관통, 스트레칭으로 알아보는 근골격계 촉진법》, 엘스비어코리아(2010)
7 주정미, 《암이래요, 이제 어떻게 해야 하나요》, 팬덤북스(2014)
8 대구지방법원 선고, 의료법위반 판결 2014노426(2015. 1. 30)
  대법원 선고, IMS 시술 사건 2014도3285(2014. 10. 30)

맺음말

9 Burke A. Cunha, 《Infectious Diseases in Critical Care Medicine》, CRC Press, p49

참고문헌

1. Frederic H. Martini, 윤호 외 역,《Martini 핵심 해부생리학 (7판)》, 바이오사이언스(2017)
2. Joseph E. Muscolino, 김경태 외 역,《근골격계 촉진법》, 엘스비어코리아(2010)
3. Donald A. Neumann, 채윤원 역,《뉴만 Kinesiology 2/E 근육뼈대계통의 기능해부학 및 운동학》, 범문에듀케이션(2011)
4. Thomas W. Myers, Cyriax 정형의학연구회 외 역,《근막경선 해부학 (3판)》, 엘스비어코리아(2014)
5. Janet g. travell, David g. simons, 대한임상통증학회 역,《통증유발점의 기전과 치료 1권 상체》, 영문출판사(2003)
6. 최중립,《개원의를 위한 통증사냥법 (4판)》, 군자출판사(2014)
7. 성정원,《통증의 원리와 통찰》, 군자출판사(2016)
8. 김현정,《의사는 수술 받지 않는다》, 느리게읽기(2012)
9. Phil Page, Clare Frank, Robert Lardner, 유승현 외 역,《얀다의 근육불균형의 평가와 치료》, 영문출판사(2012)
10. Mike Boyle, 차민기 외 역,《어드밴시스 인 펄셔널 트레이닝》, 대성의학사(2015)
11. Pete Egoscue, 박성환 외 역,《통증 없이 산다》, 한언(2014)
12. Peggy W. Bril, 송윤경 외 역,《근육관절 통증을 즉각 해소하는 브릴 운동법》, 한언(2015)
13. Stuart McGill, 임규돈 역,《허리 치료와 역학》, 영문출판사(2017)

통증홈트 목·어깨

초판 1쇄 2017년 7월 10일
　　6쇄 2020년 12월 1일

지은이 | 남세희

발행인 | 이상언
제작총괄 | 이정아

진행 | 윤은숙
일러스트 | 우지연

사진 | 이종수 스튜디오
모델 | 박수빈
의상 스타일링 | 김지연
헤어 메이크업 | 정현정파라팜(02-540-6353)

발행처 중앙일보플러스(주)
주소 | (04513) 서울시 중구 서소문로 100(서소문동)
등록 | 2008년 1월 25일 제2014-000178호
문의 | (02) 2031-1110
원고투고 | jbooks@joongang.co.kr
홈페이지 | jbooks.joins.com
네이버 포스트 | post.naver.com/joongangbooks
인스타그램 | @j__books

ⓒ 남세희, 2017

ISBN 978-89-278-0874-9 13510
ISBN 978-89-278-0873-2 (set)

값 15,800원

* 이 책은 저작권법에 따라 보호받는 저작물이므로 무단 전재와 무단 복제를 금하며 책 내용의 전부 또는
   일부를 이용하려면 반드시 저작권자와 중앙일보플러스(주)의 서면 동의를 받아야 합니다.
* 책값은 뒤표지에 있습니다.
* 잘못된 책은 구입처에서 바꿔 드립니다.

중앙북스는 중앙일보플러스(주)의 단행본 출판 브랜드입니다.